肠胃病这样吃就对了

柴瑞震 主编

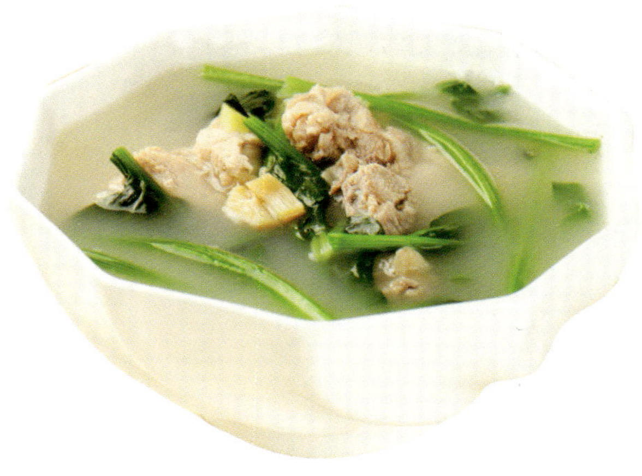

黑龙江出版集团
黑龙江科学技术出版社

图书在版编目（CIP）数据

肠胃病这样吃就对了 / 柴瑞震主编. --哈尔滨:
黑龙江科学技术出版社，2014.7
ISBN 978-7-5388-7917-9

Ⅰ.①肠… Ⅱ.①柴… Ⅲ.①胃肠病－食物疗法
Ⅳ.①R247.1

中国版本图书馆CIP数据核字(2014)第170384号

肠胃病这样吃就对了

CHANGWEIBING ZHEYANGCHI JIU DUILE

主　　编　柴瑞震
责任编辑　侯文妍
封面设计　伍　丽
出　　版　黑龙江科学技术出版社
地址：哈尔滨市南岗区建设街41号　邮编：150001
电话：(0451)53642106　　传真：(0451)53642143
网址：www.lkcbs.cn　　www.lkpub.cn
发　　行　全国新华书店
印　　刷　深圳市彩美印刷有限公司
开　　本　635 mm×1020 mm　1/16
印　　张　8
字　　数　80千字
版　　次　2014年12月第1版　2014年12月第1次印刷
书　　号　ISBN 978-7-5388-7917-9/R·2343
定　　价　19.90元

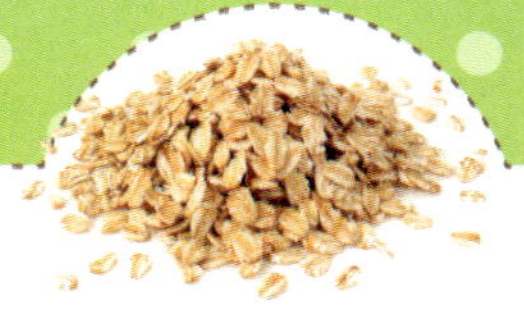
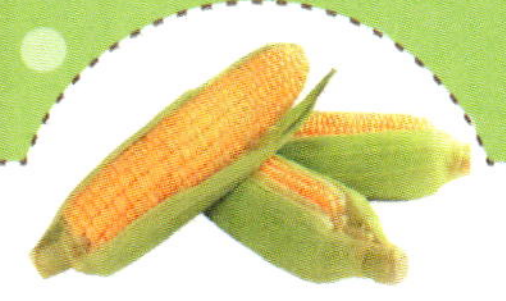
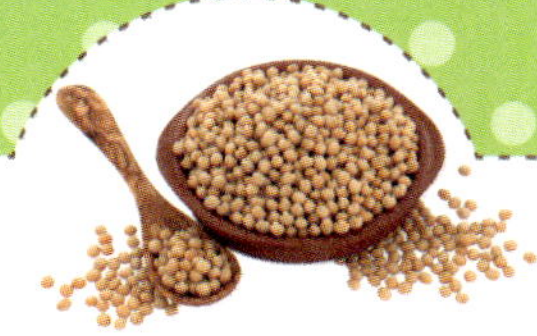

Contents 目录

Part 1 肠胃好，身体才好

Part 2 常见肠胃病就该这样吃

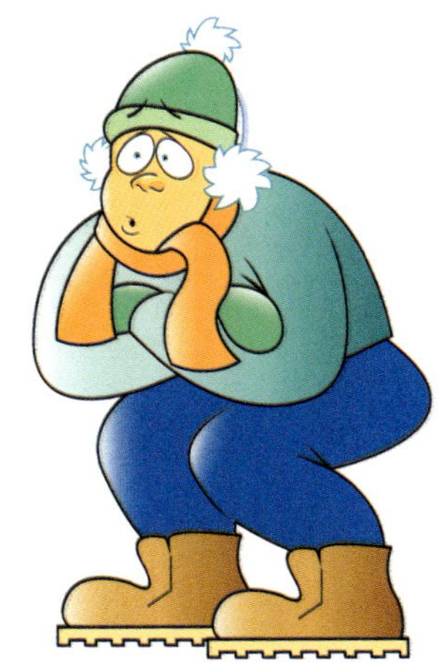

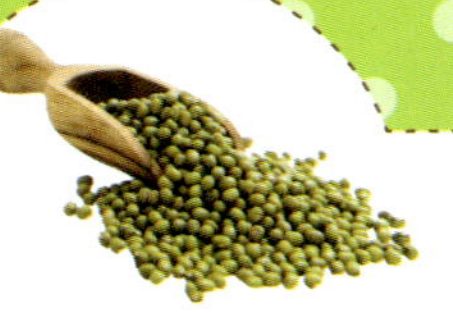
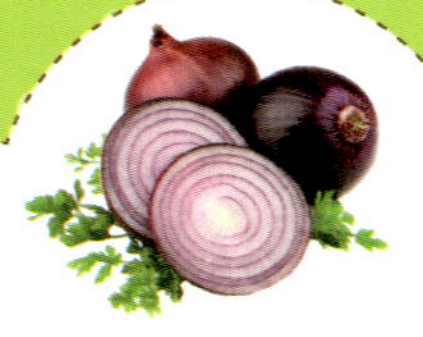
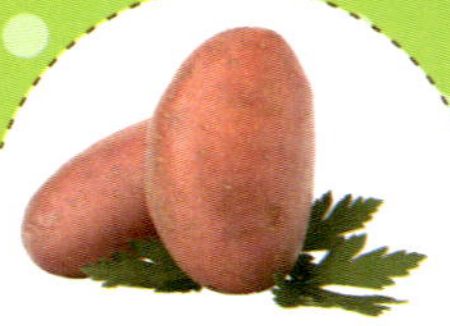

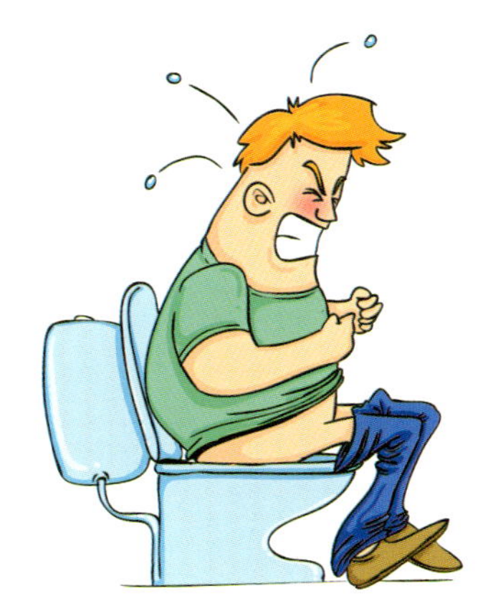

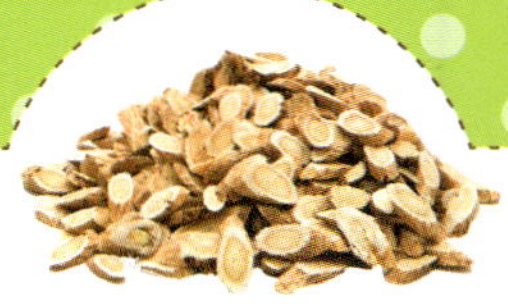
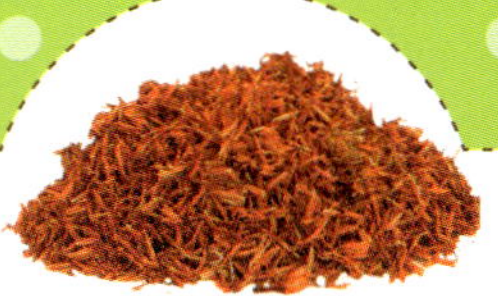
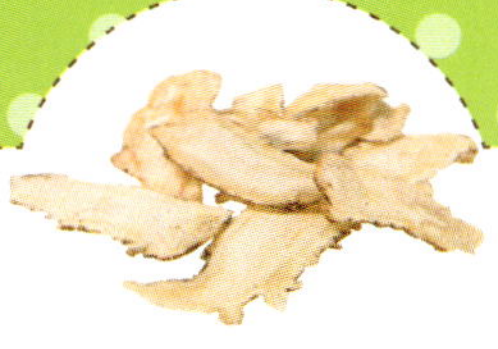

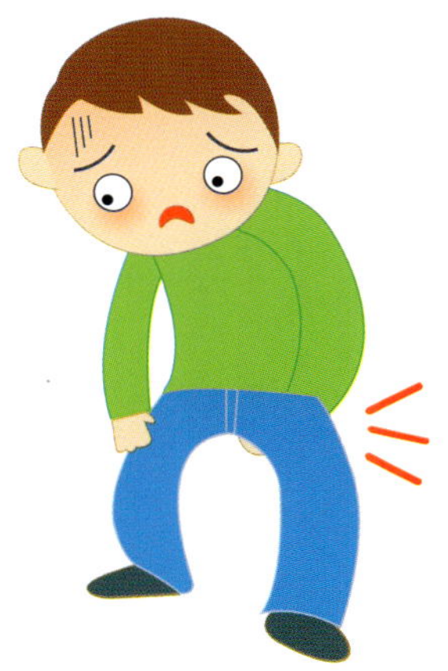

Part 3　31种最养肠胃的食物健康吃法

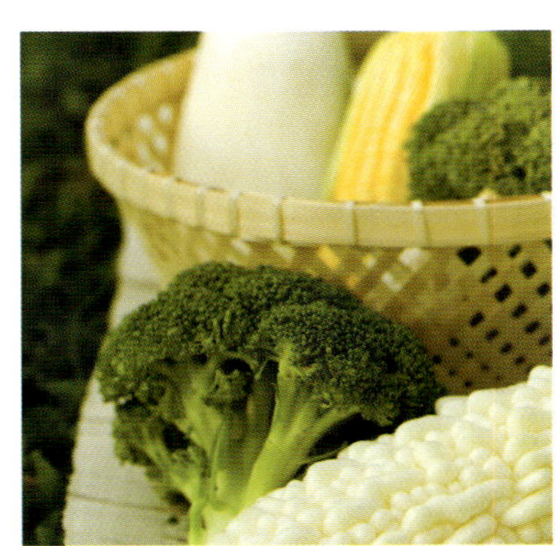

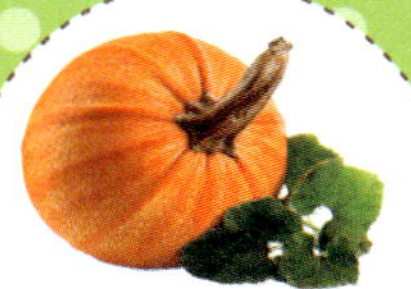

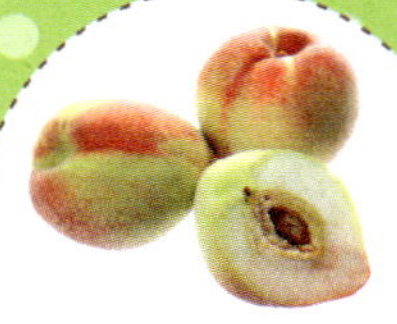

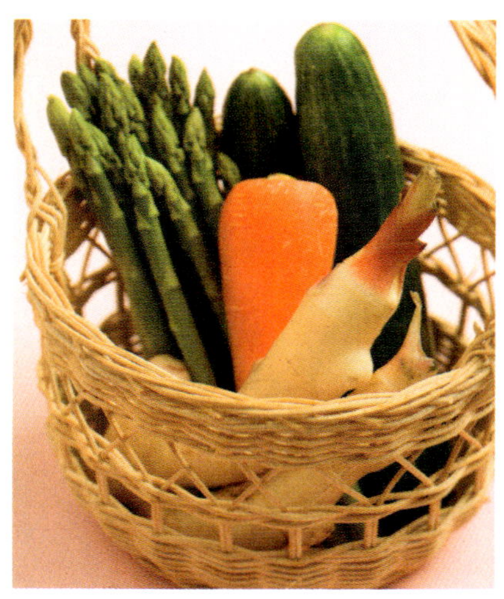

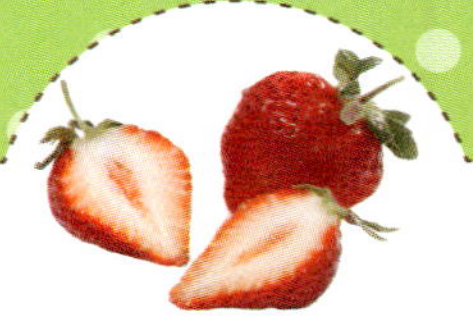
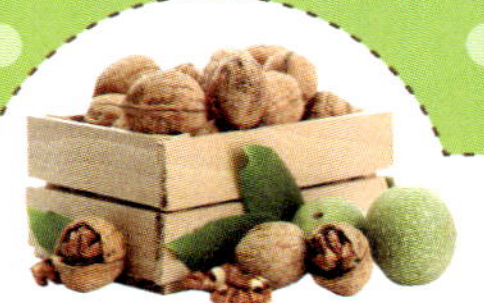
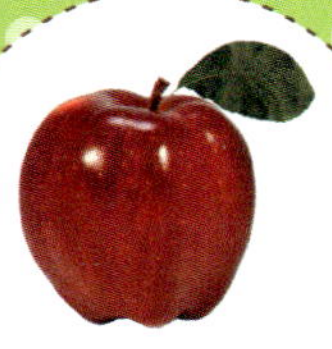

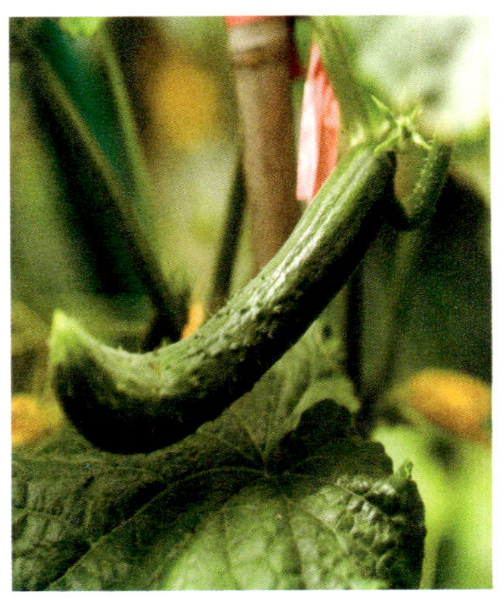

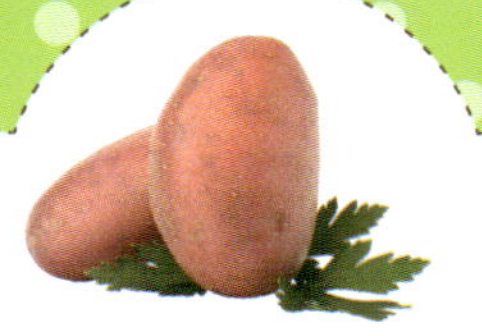
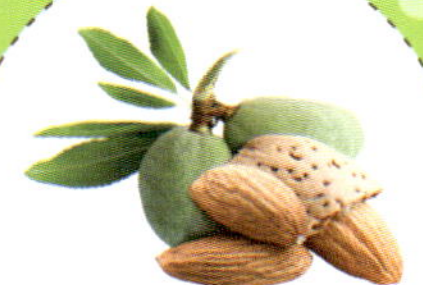
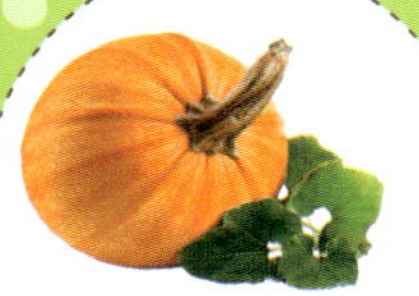

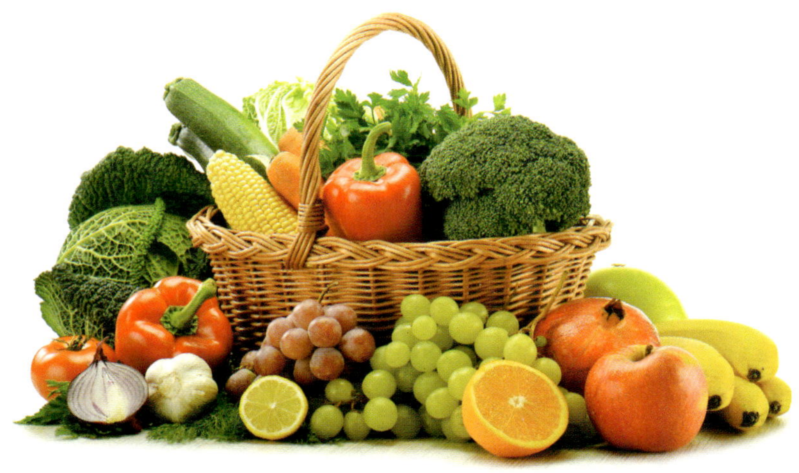

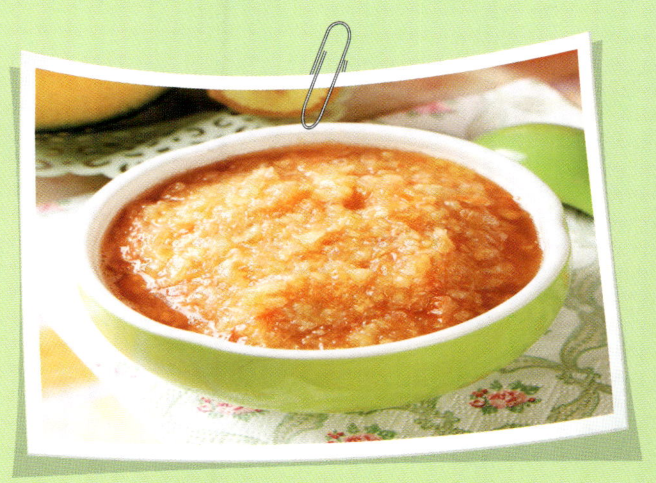

Part 1
肠胃好，身体才好

肠胃疾病正在成为影响我国人民健康的第一大疾病，拥有健康的肠胃慢慢变成一种奢望。如果我们的肠胃出现了问题，不但不能正常的吸收食物中的营养，而且还会给我们的身体、精神和生活造成极大的影响，严重的甚至会危及生命。

虽然目前医学界已经能帮助患者较好地控制肠胃疾病，关于肠胃疾病的各种防治知识也在普及，但是每年患肠胃病的人数依然在增加，症状加重的人也为数不少，究根结底，是因为患者没有进行良好的饮食管理。因此，通过饮食来预防和辅助治疗肠胃疾病是非常重要的。只有肠胃好了，我们的身体才会好。

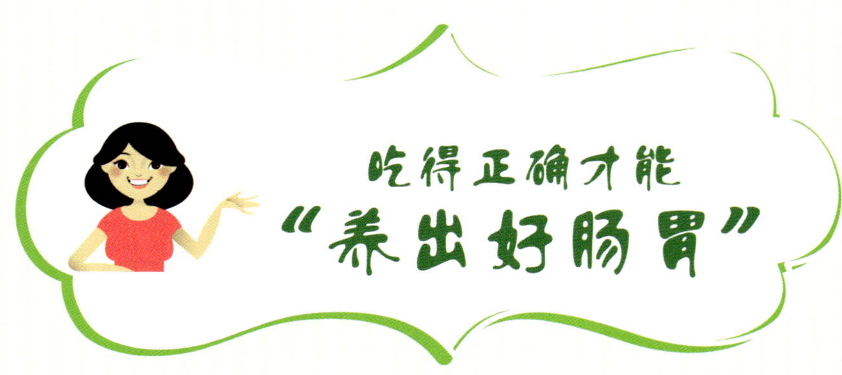

要养好肠胃，首先要保证吃得正确。吃得正确既要选对食物，也要搭配好食物，怎样选择、搭配食物是一门学问。对的食物加上对的搭配方法才能保证肠胃健康。

●养好肠胃——选对食物是关键

不同的食物由于营养成分和食用方法不同，产生的食疗效果也是不同的。预防和治疗肠胃病，选对食物是关键。

按照食物所含的营养成分，可将食品分为四类。每一类食品中都含有人体必不可少的营养成分，因此必须对各种食品进行选择、搭配，这样才能保证我们每天所得到的营养是均衡的。我们应对各种食品的营养价值进行估算。虽然比较麻烦，但是为了您的健康，尤其是肠胃病患者必须这样做。

这四类食品分别是：①乳（制品）、蛋类；②肉、豆制品类；③蔬菜、水果类；④粮食、油脂、糖类。一个人一天内必须摄取6700千焦的热量，也就是说在乳（制品）、蛋类中摄取1000千焦，肉、豆制品类中摄取1000千焦，蔬菜、水果类中摄取1000千焦，粮食、油脂、糖类中摄取3700千焦就可以了。

如果食用的是易消化的食品，就得考虑少食多餐的用餐方法，这更有利于肠胃的消化和对营养的吸收。什么是易消化的食品呢？就是指那些只通过胃黏膜就能消化吸收，并且还不刺激胃黏膜的食品，如水果、青菜、豆腐、鲜奶、鱼等清淡的、软的、不油腻的食物。很多人都认为肉类难以消化，而且筋多、坚硬，但除去脂肪后的瘦肉，也属于易消化的食品。我们知道，肉类经过充分加热后会膨胀起来，而且会变得柔软且味道鲜美，因此我们可以根据不同食品的特点采用不同的加工方法，做出各种美味可口、营养丰富且易于消化的食品来。易消化的食品不仅要柔软，还要在烹制时充分考虑到食品的营养，如原料要切成适合吞咽的大小块状，食物的味道要尽量清淡，运用浸泡、打碎、搅拌、蒸煮等方式使食物变得柔软，这才符合肠胃病患者的食疗要求。

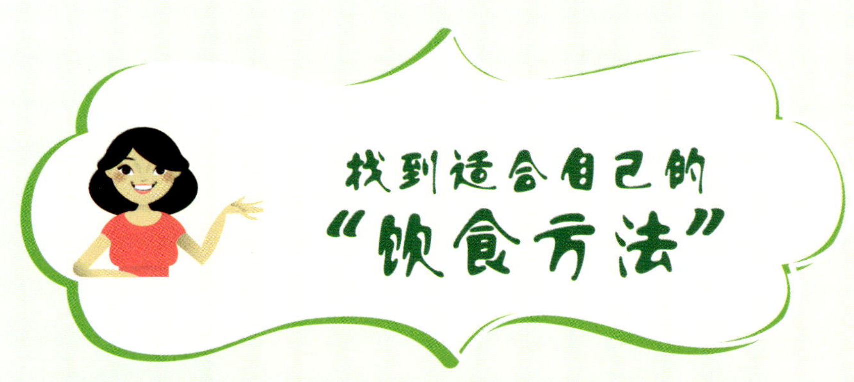

想要吃得正确，还需找到适合自己的饮食方法。每个时期的患者需要不同的饮食方法，如恢复期患者适宜软食、虚弱乏力患者适宜半流质饮食等，只有找到适合自己的饮食方法，才能更好地恢复健康。

●普通患者——普通饮食

体温正常、咀嚼能力无问题、消化功能无障碍、在治疗上无特殊的饮食要求又无任何饮食禁忌的普通患者，可以接受普通饮食。

普通饮食与正常人平时的饮食基本相同。普通饮食的热量及营养素含量必须达到每日饮食需求量的标准。每日热量8372～10465千焦（2000～2500千卡）。每日提供70～90克蛋白质，优质蛋白质应占蛋白质总量的50%以上。食物应尽量制作得美观可口，注重色、香、味，以提高患者的食欲并促进消化吸收。避免使用一些较难消化、具有刺激性及易胀气的食物，如油炸食品、过于辛辣及气味浓烈的调味品等。

●恢复期患者——软食

牙齿咀嚼不便、不能食用大块食物、消化吸收能力稍弱者，以及低热、伤寒、痢疾、急性肠炎等恢复期患者适合食用软食。

软食是介于半流质和普通饮食之间的一种食品，如面条、软饭、饺子、包子、馒头、苋菜、西红柿、豆腐等。这种食品质软、易咀嚼，比普通饮食更容易被人体消化吸收。软食每日所提供的热量一般为7535～9209千焦（1800～2200千卡）。在食物材料上，最好挑选粗糙的膳食纤维，也可挑选较硬的肌肉纤维含量较少的食物，但要使它们软化。食物一定要达到易咀嚼、易消化、比较清淡、少油腻的要求。切忌食用油炸的食品，忌用强烈辛辣调味品。长期食用软食的病人，因蔬菜都是切碎煮软的，会损失较多的维生素，所以要多食用含丰富维生素C的食物，如新鲜蔬菜、新鲜水果等。

●虚弱乏力患者——半流质饮食

发热者、胃肠消化道疾病患者、口腔疾病或咀嚼困难者、外科消化道手术后患者、身体比较虚弱缺乏食欲者适合食用半流质饮食。

半流质饮食是一种比较稀软、易消化、易咀嚼、含粗纤维少、无强烈刺激、呈半流质状态的食物，质地介于软食和流食之间。这种饮食较稀软，含膳食纤维较少，易于咀嚼和消化。食用半流质饮食要尽量做到少食多餐、营养均衡、味美可口。

半流质饮食有肉末粥、碎菜粥、蛋花粥、挂面汤、馄饨、蛋羹、豆腐脑、果泥、菜泥、嫩碎菜末、嫩肉丝、肉末、鱼丸、鱼片等。

●极度衰弱患者——流质饮食

极度衰弱、无力咀嚼食物的患者，以及高热、口腔手术、消化道大手术后患者和急性肠胃炎、食管狭窄患者都适合流质饮食。

流质饮食是呈液体状态或是在口腔内能融化成为液体的食物，比起半流质饮食来，它更易于吞咽和消化。但是流质饮食所提供的热量、蛋白质及其他营养素均不足，只能短期或在过渡期食用。如果长期食用，需增加热量、蛋白质等营养素的摄入量。食用流质饮食要尽量做到少食多餐，每日进食6～7次。切忌食用刺激性的食物及调味品。

可以食用的流质饮食有稠米汤、藕粉、杏仁茶、鸡蛋肉汤、牛奶鸡蛋汤、鸡蛋粥、牛奶、豆浆、蔬菜汁、鲜果汁、水果茶、清鸡汤、清肉汤、猪肝汤等。

●腹部手术后的患者——清流质饮食

腹部手术后，由静脉输液过渡到食用流质或半流质饮食之前，患者应先食用清流质饮食。准备肠道手术之前，患者也应采用清流质饮食。急性腹泻和严重衰弱患者也可食用清流质饮食。

清流质饮食比一般流质饮食更加清淡。清流质饮食可供给机体液体及少量热量和电解质，以防出现脱水现象。清流质饮食切忌使用牛奶、豆浆及一切易导致胀气的食品，每餐的摄入量也不宜过多。由于清流质饮食所提供的营养甚低，热量及其他营养素都不够充足，故只能短期应用，长期应用将会导致患者缺乏营养。

●脂肪吸收不良患者——低脂肪饮食

急慢性胰腺炎、胆囊炎、肥胖症、高脂血症以及与脂肪吸收不良有关的其他疾患者，因肠黏膜疾患、胃切除和短肠综合征等所引起的脂肪泻患者均可采用低脂肪饮食。

低脂肪饮食是一种限制脂肪供给量的饮食，包括食物自身所含脂肪和烹调用油的限制。低脂肪饮食应限制脂肪的摄入，除选用含脂肪少的食物外，食物的烹调方法应采用蒸、煮、烩、卤、拌等少用油或不用油的方法，禁用油炸、油煎的烹调方法。食物应清淡、少刺激性、易于消化，必要时少食多餐。

清蒸鱼、白斩鸡、肉丸汤、烩鸡丝、拌豆腐、卤肝、浓米汤等都是低脂肪饮食。可供选择的低脂食物还有水果及果汁、乳制品、大米、面包、通心粉、咸苏打饼干、玉米粉、蜂蜜、番茄酱、生姜等。

●限糖患者——限糖类饮食

限糖患者适宜食用限糖类饮食。限糖类饮食以低糖类、高蛋白质、中等脂肪量为原则，糖类应以多糖类和复合糖类为主，可达到预防或治疗倾倒综合征的目的。

倾倒综合征是指当患者在接受了胃切除和胃肠吻合术后，胃的生理功能无法正常发挥，胃内食糜骤然倾倒进十二指肠或空肠，从而引发的一系列症状。倾倒综合征一般在餐后半小时左右发生，尤其是进食大量糖类后，会感到上腹胀痛不适、恶心，伴有呕吐、腹鸣胀气，随即有频频便意，并有连续数次含不消化食物的腹泻，同时伴有头昏、眩晕、软弱无力，甚至出现颤抖、昏厥，颜面发红或苍白，以及心动过速等症状，严重者极有可能血压下降。在餐后躺卧片刻可迅速消除症状或避免发作，但如果在进餐中发生，患者应立即停止进食，1小时内症状可全部消失。

限糖患者应少食多餐，避免胃肠道中蓄积过多食物，由少向多循序渐进地进食。患者还应注意细嚼慢咽，忌用单糖浓缩甜食，如精制糖果、甜点心、甜饮料等。

●需要增加膳食纤维的患者——高纤维饮食

患无张力便秘、无并发症的憩室病等需要增加膳食纤维量的患者适用高纤维饮食。

食物纤维是指食物在人体肠道内不被消化的植物性物质。高纤维饮食是指增加膳食纤维数量的饮食。每日所供膳食纤维的数量在20～35克。

食用高纤维饮食，可以增加肠道蠕动，促进粪便排出，还能产生挥发性脂肪酸，具有滑泻作用；另外，还可减轻结肠管腔内压力，改善憩室病症状。膳食纤维可与胆汁酸结合，增加粪便中胆汁酸的排出，有利于降低血清胆固醇。但是切忌大量摄入膳食纤维，否则有可能产生腹泻，并加重胃肠胀气的症状，影响食物中钙、镁、铁、锌及一些维生素的吸收和利用。

蔬菜、水果等一般都含有比较多的纤维，如菜心、南瓜、芋头、生菜、芹菜、苹果等。各种肉类、蛋类、奶制品、动物油、海鲜、酒类等都不含纤维素；各种婴幼儿食品中的纤维素含量都极低。

●肠胃功能较弱患者——低纤维饮食

接受肠胃道手术后，尚不能恢复正常饮食的患者适宜低纤维饮食。接受放射等治疗后，肠胃功能受损或肠胃道敏感的患者也适用低纤维饮食。

低纤维饮食也称少渣饮食，是指食物纤维含量极少、易于消化的饮食。食用低纤维饮食的目的在于可以尽量减少食物纤维对胃肠的刺激和梗阻，减慢肠蠕动，减少粪便量。低纤维饮食需限制蔬菜、水果等食物的摄取量，牛奶及乳制品也限制在一天2杯以内。烹调时要尽量将食物切碎煮烂，做成泥状，忌油炸、油煎，禁用烈性刺激性调味品。低纤维饮食患者要少食多餐，注意营养均衡。长期应用低纤维饮食对身体不利，应设法补充维生素C。

低纤维的食物有粥、烂饭、面包、软面条、饼干、切碎制成的软烂的嫩肉、动物内脏、鸡、鱼、豆浆、豆腐脑、西红柿、胡萝卜等。

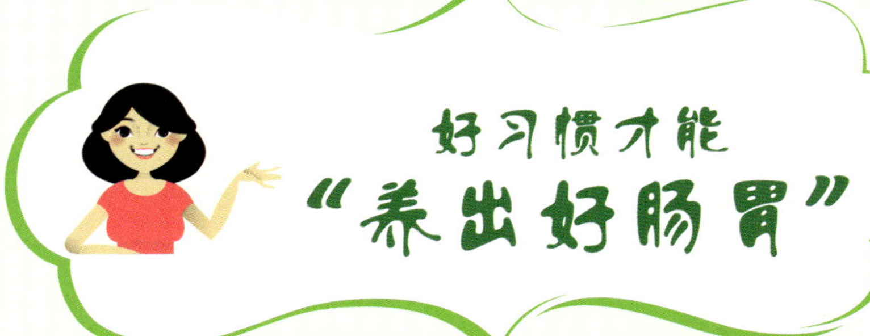

好习惯才能“养出好肠胃”

现代人生活节奏快，工作压力大，经常三餐不定，许多人都有或轻或重的肠胃不适症状。肠胃的健康与否与生活习惯的好坏有着非常紧密的联系。在下面的内容中，我们从饮食方面为您列举出对肠胃有益的好习惯。

●清晨一杯柠檬水

清晨起床梳洗后不要急着享用早餐，此时你最需要的是一杯加了柠檬片的温开水，它可以促进肾脏的循环，将积存在体内的残渣废物做一个总清理，促进新陈代谢，排出身体内的毒素。如果你有每天服用维生素或鱼油丸的习惯，此时也可以一并服下，帮助你从接下来的早餐中吸收最多的营养元素，从而保证一天的营养和机体正常运作。

●不吃早餐危害大

不吃早餐的人群中，肠胃病的发生率很高。人经过一夜的睡眠，到早晨时肠内食物早已消化殆尽，急需补充，如果不吃早餐，将会使消化系统的生物节律发生改变，并使肠胃蠕动及消化液的分泌发生变化。消化液如果没有得到食物的中和，就会对肠胃黏膜产生不良的刺激，引起胃炎，严重者可引发消化性溃疡。另外，如果不吃早餐，午餐必然饭量大增，就会造成胃肠道负担过重，容易导致消化不良、胃炎、胃溃疡等疾病的发生。

●细嚼慢咽好处多

由于生活节奏快，很多人习惯吃饭的时候狼吞虎咽。狼吞虎咽的结果是食物在嘴里咀嚼不完全，加重了胃的负担，很容易造成胃溃疡和胃炎；另外，由于咽得太快，一些坚硬、尖锐的食物容易卡住喉咙；吃东西快还容易产生胀气的问题。

细嚼慢咽是一种非常好的进食方式。首先，细嚼慢咽能促进唾液分泌，唾液有一定的杀菌、防癌功能，能够杀灭食物中的细菌，保护肠胃健康，预防胃肠道癌症。另外，经过在口腔里细嚼慢咽之后的食物进入胃肠道消化还能减轻肠胃负担。

●少食多餐，饮食八分饱

如果食用的是易消化的食品，应少食多餐，这样更有利于肠胃的消化和对营养的吸收。一次的饮食量应谨慎地控制在八分饱的范围内为最佳。另外，当胃处于空空的状态时进行饮食的话，也会给胃带来过重的负担。为了缓和这种状况，可以在饥饿时吃点零食，零食的量应以不影响下一餐的饮食为限，但胃溃疡患者不适宜。

●吃水果有讲究

水果不但可口，还可以帮助身体排毒，促进身体健康，进而达到防治疾病、美容养颜的效果。但是吃水果的时间和方式一定要正确，否则会对人体产生不良的影响。

新鲜水果的最佳食用时段是上午。选择上午吃水果，对人体最具功效，更能发挥其营养价值，产生有利于人体健康的物质，还能更有效地排毒。这是因为，人体经过一夜的睡眠之后，肠胃的功能尚在激活之中，消化功能不太强，却又需补充足够的营养素，此时吃易于消化吸收的水果，可以满足上午工作或学习活动的营养所需。

很多人习惯饭后立即吃水果，这是非常错误的。因为如果先吃饭菜接着吃水果，那么消化慢的淀粉、蛋白质会阻塞消化快的水果，所有的食物被一起搅和在胃里。水果在36℃的高温下，容易腐烂，被细菌分解成有害物质，并产生毒素和胃气，引起身体不适，甚至引起肠胃疾病。因此，水果最好在餐后半小时以后再吃。

水果不宜与海鲜同食。海鲜中含有丰富的蛋白质和钙等营养素，而水果中含有较多的鞣酸，若两者同吃，不但影响人体对蛋白质的吸收，海鲜中的钙还会与水果中的鞣酸结合，形成难溶的钙结合物，会对胃肠道产生刺激，不利于胃肠的蠕动，甚至引起腹痛、恶心、呕吐等症状。所以，吃海鲜与吃水果最好间隔2小时左右。

●饭后不要吸烟

据统计，吸烟者的溃疡病发病率为不吸烟者的2～3倍，而且，持续吸烟不利于溃疡的愈合，还会让溃疡病复发。吸烟不仅会影响肺部，它还会刺激大脑，进入胃后还会刺激胃壁，使胃液分泌旺盛，同时尼古丁可使血管收缩，并使胃内血液流动状况恶化，减弱胃的运动，导致胃液分泌不均衡。抽烟如果再加上情绪紧张，得胃癌的机会就会大大增加。所以，饭后不要吸烟。

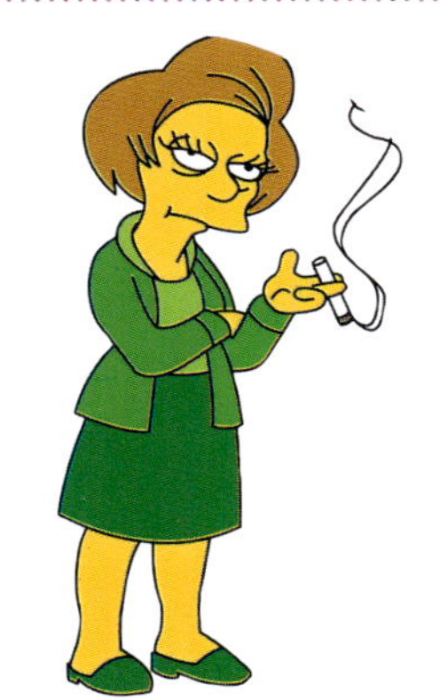

●空腹不宜吃这些食物

1.空腹不宜喝碳酸饮料

碳酸饮料因为加入了碳酸，而且又是冷饮，所以不会觉得很甜，但事实上它含有较多糖分，这些糖分会令胃的负担加重。同时，碳酸饮料中所含有的碳酸可刺激胃液的分泌，若空腹喝碳酸饮料，就很容易造成胃糜烂。因此，空腹时还是少喝碳酸饮料为妙，尤其是患有胃溃疡的人更应注意，以免刺激胃液分泌过多。

2.空腹不宜喝咖啡

咖啡里含有咖啡因，会使大脑功能兴奋，增进思考力，解除疲劳，且咖啡里含有一种强有力的胃液分泌剂，饭后喝杯咖啡有助于肉类的消化。但是如果空着肚子或在午后3点左右喝咖啡，很容易产生肠胃病，这是因为胃受到刺激会分泌胃液，但又没有食物供其消化，就会引起胃壁糜烂，导致胃溃疡的发生。

3.空腹不宜喝牛奶

空腹喝牛奶，只能使牛奶代替淀粉类食物做热量消耗，这实际上浪费了牛奶的营养价值。喝牛奶应该在淀粉类食物做为热量来源的基础上饮服，或者在早饭后1~2小时后再饮用，同时进食一些饼干、馒头之类的淀粉类食品。这样，牛奶便能在胃中停留较长时间，与胃液发生充分的酶解作用，并促进胃的消化，使丰富的营养得到完全吸收。

4.空腹不宜吃山楂

山楂含有大量的有机酸苹果酸、山楂酸、枸橼酸等，空腹食用会使胃内酸度猛增，对胃黏膜造成不良刺激，可导致腹胀、嗳气、返酸，甚至加重胃炎和胃溃疡。

5.空腹不宜吃菠萝

菠萝内含有的蛋白分解酵素作用相当强，如果在餐前食用，尤其是已患胃病者，很容易造成胃壁受伤，加重病情。

6.空腹不宜吃西红柿

空腹吃西红柿容易使西红柿中的某些成分与胃酸发生化学反应，凝结成不溶性的块状物质。这些块状物质有可能把胃的出口堵住，使胃内的压力升高，引起胃扩张，甚至产生剧烈的疼痛，严重影响胃部的消化、排毒功能。

7.空腹不宜吃橘子

橘子含有大量的有机酸、果酸等，这些酸类有一定的刺激作用。而人体处于空腹时，胃黏膜本身就比较脆弱，如果这个时候食用橘子，橘子中的酸类很容易会对胃黏膜造成不良刺激，使得胃功能紊乱，从而导致腹胀、嗳气、泛酸，甚至加重胃炎和胃溃疡。

8.空腹不宜吃柿子

当人体处于空腹时，胃里面的胃酸分泌得特别多。柿子含有较多的果胶、单宁酸，这些物质与胃酸发生化学反应生成难以溶解的凝胶块，易形成胃结石。一旦形成胃结石，胃部的正常排毒功能势必受到影响，毒素也就容易积聚在胃部，从而危害身体健康。

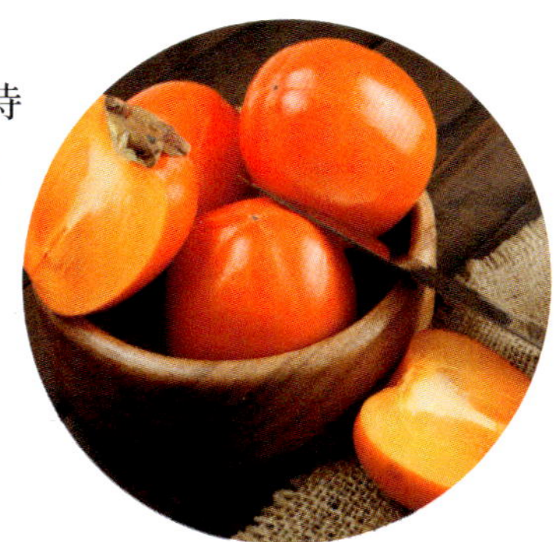

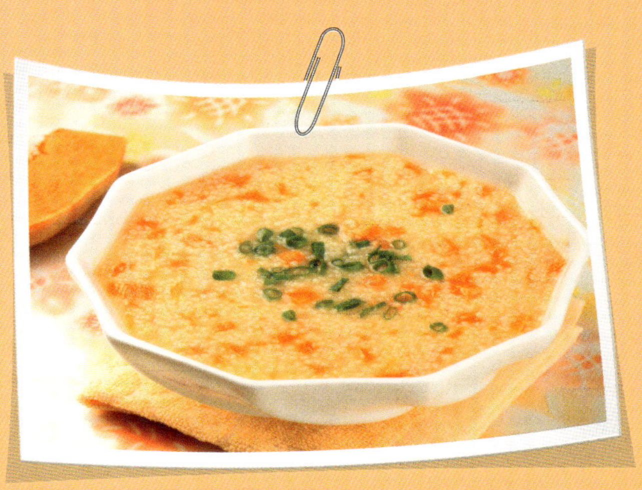

Part 2

常见肠胃病就该这样吃

肠胃是我们吸收营养物质的最重要的途径，如果肠胃出现了问题，我们的身体就会受到危害，严重的甚至会危及生命。除了药物治疗，饮食疗法对于肠胃病的治疗和恢复也是非常重要的。本章中我们为大家介绍了几十种常见的肠胃病，并且告诉大家怎么样通过日常的饮食来更快地恢复。

慢性胃炎

MANXINGWEIYAN

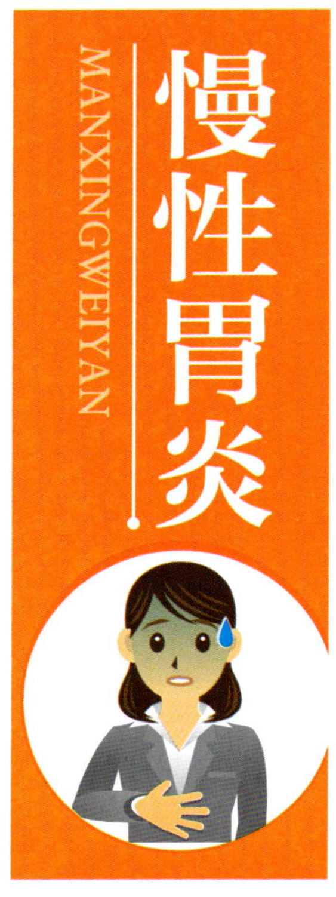

病症说明

慢性胃炎最常见的症状是上腹疼痛和饱胀。空腹时比较舒适，饭后不适。出血也是慢性胃炎的症状之一，尤其是并发糜烂者，可以是反复少量出血，亦可为大出血。多数病人有黄、白色厚腻舌苔，上腹部有压痛。少数病人有消瘦、贫血症状。

饮食宜忌

√ **宜吃食物：** 小米、黑米、羊肉、冬瓜、白菜、芹菜、红薯、花菜、豆芽、茼蒿、萝卜等。

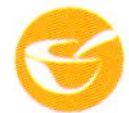

✗ **忌吃食物：** 烈酒、洋葱、芸豆、浓茶、浓咖啡等。

调养注意

①饮食要有规律，进餐定时定量。②细嚼慢咽，以减轻胃肠负担。③保持精神愉快。④加强体育锻炼，增强体质。⑤积极治疗口腔、鼻腔、咽部慢性感染灶，以防局部感染灶的细菌或病毒被长期吞食，造成胃黏膜炎症。

小米黄豆粥

▶ 益气降压、易于消化

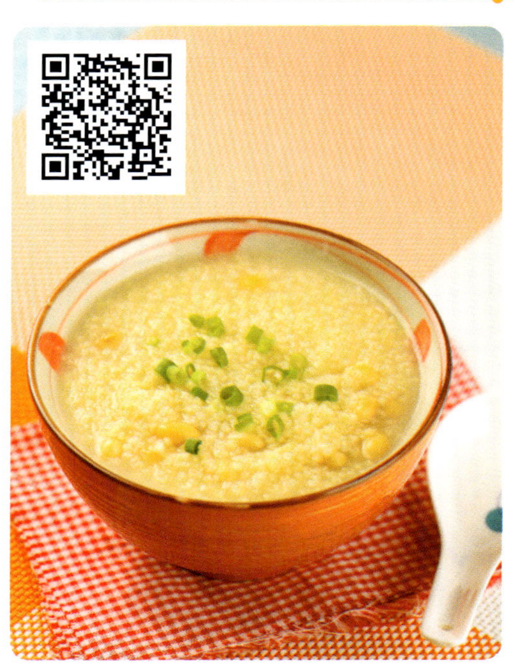

|材料| 小米50克，水发黄豆80克，葱花少许

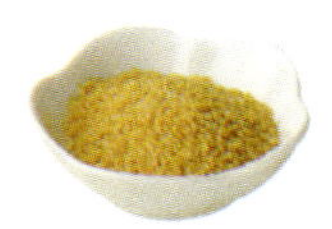
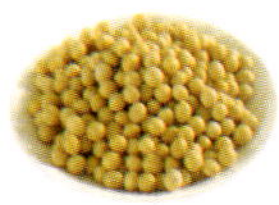
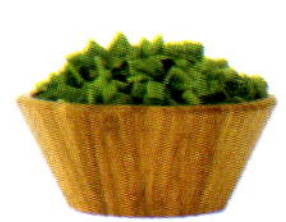

|调料| 盐2克

|做法|

①砂锅中注水烧开，倒入黄豆、小米，搅拌均匀。

②大火烧开，调小火煮30分钟至小米熟软。加盐，拌匀至入味。

③关火，盛出做好的小米黄豆粥，装入碗中，再放上适量葱花即成。

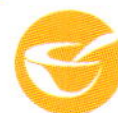 黑米红豆粥

▶养胃补血、增强免疫力

|材料| 水发黑米120克，水发大米150克，水发红豆50克

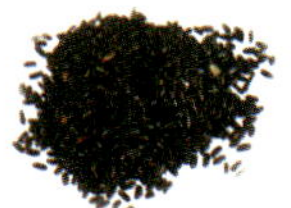 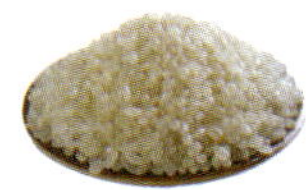 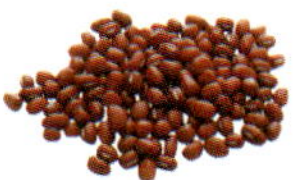

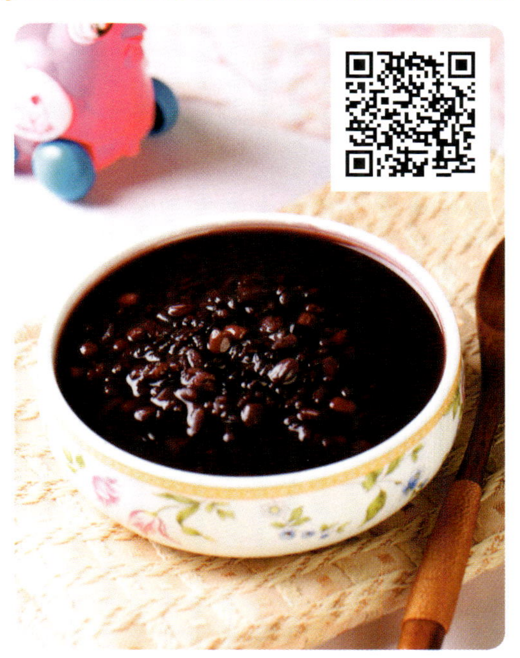

|做法|

①砂锅中注水烧开，倒入洗好的红豆、黑米、大米，搅拌均匀。

②盖上盖，烧开后用小火煮约40分钟至食材熟透。搅拌片刻。

③关火后盛出煮好的粥，装入碗中即可食用。

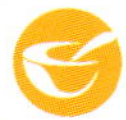 清炖羊肉汤

▶清热解毒、健胃安神

|材料| 羊肉块350克，甘蔗段120克，白萝卜150克，姜片20克

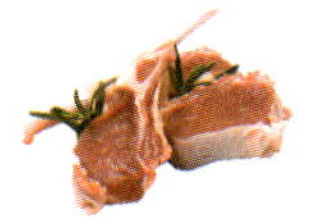 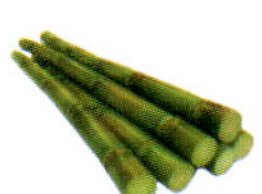 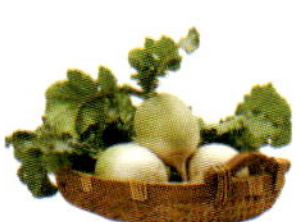

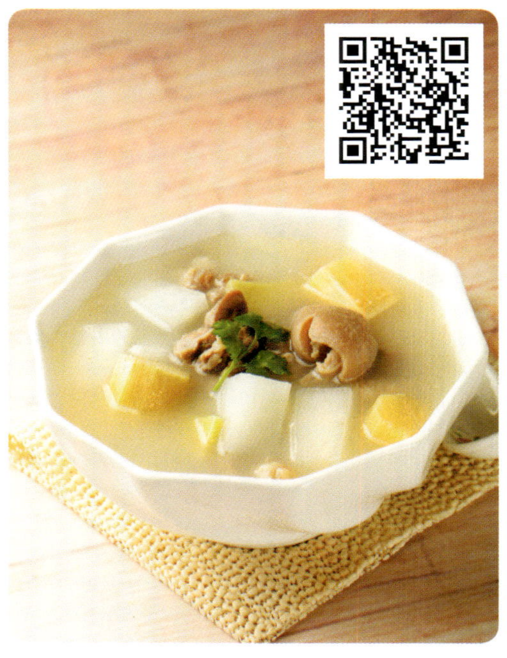

|调料| 料酒20毫升，盐3克，鸡粉2克，胡椒粉2克，食用油适量

|做法|

①洗净去皮的白萝卜切段。羊肉汆水。

②砂锅注水烧开，倒入羊肉、甘蔗段、姜片，淋入料酒，烧开后用小火炖1小时，至食材熟软。倒入白萝卜，搅拌均匀，用小火续煮至白萝卜软烂。加入盐、鸡粉、胡椒粉拌匀，使食材入味即成。

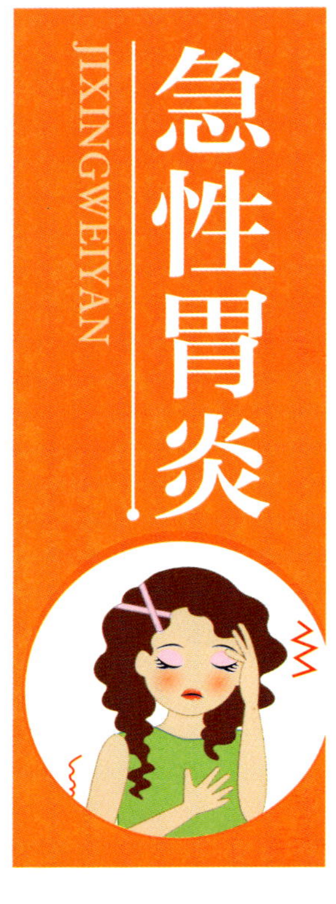

病症说明

急性胃炎是由不同病因引起的胃黏膜急性炎症。急性胃炎的主要症状有上腹饱胀、腹痛、食欲不振、嗳气、恶心、呕吐、腹泻、发热，严重者可脱水、酸中毒或休克等。

饮食宜忌

√**宜吃食物：** 鸡蛋汤、蒸鸡蛋羹、酸奶、粥、面汤、烤面包干、瘦肉泥等。

✗**忌吃食物：** 生冷瓜果、肥肉、油酥点心、腌肉、含纤维素多的蔬菜、刺激性饮料和调味品等。

调养注意

①多喝水，以补充因吐泻损失的水和盐。②当患者呕吐停止、腹泻次数减少后，可喝少量的小米汤，逐渐吃一些粥、面条等。③当患者病情缓解后，可以吃有营养且比较好吸收的食物，但是要注意不要暴饮暴食，每餐要少食。④饮食宜清淡。⑤戒烟戒酒，生活作息有规律。

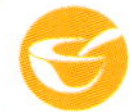

香菇薏米粥

▶益气和胃、降压降糖

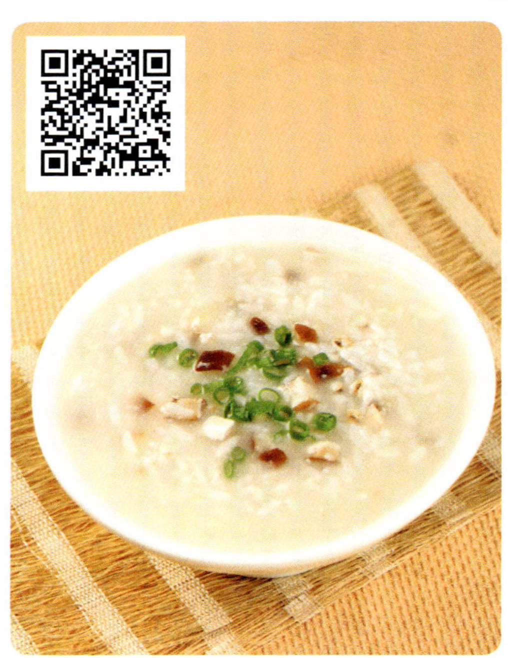

材料 香菇35克，水发薏米60克，水发大米85克，葱花少许

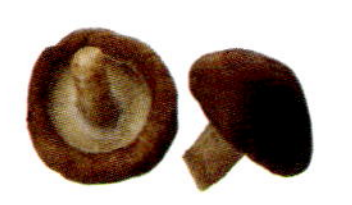
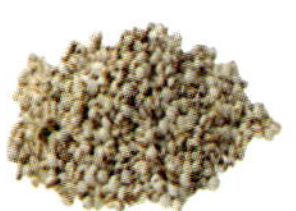
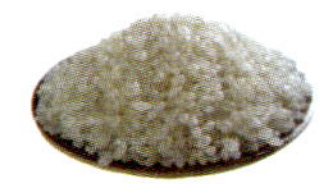

调料 盐2克，鸡粉2克，食用油适量

做法

①将洗净的香菇切丁。

②砂锅注水烧开。放入薏米、大米，搅匀。加食用油，烧开后用小火煮30分钟，至食材熟软。放入香菇，搅匀，用小火煮10分钟，至食材熟烂。放盐、鸡粉，拌匀调味。

③盛出煮好的粥，放上葱花即成。

马齿苋炒黄豆芽

▶养胃降压、保护血管

|材料| 马齿苋100克，黄豆芽100克，彩椒50克

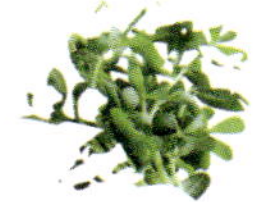

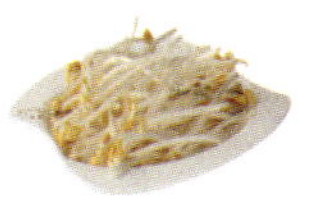

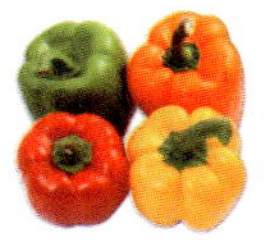

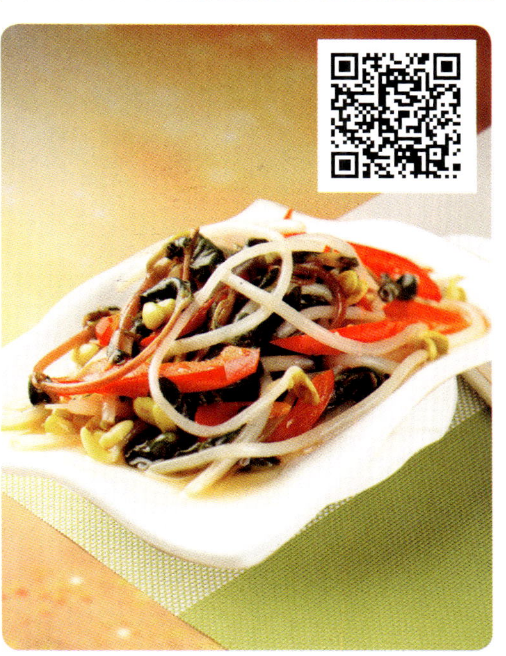

|调料| 盐2克，鸡粉2克，水淀粉4毫升，食用油适量

|做法|

①彩椒切条，黄豆芽洗净，分别汆水。

②用油起锅，倒入马齿苋、黄豆芽、彩椒，翻炒片刻。加盐、鸡粉，炒匀调味。倒入水淀粉快速炒匀。

③关火后将炒好的食材盛出，装入盘中即可食用。

山楂藕片

▶健胃消食、增强免疫力

|材料| 莲藕150克，山楂95克

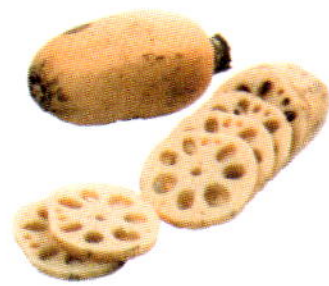

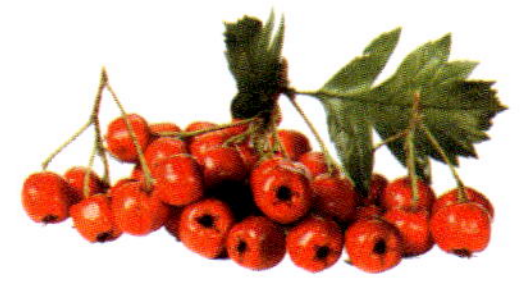

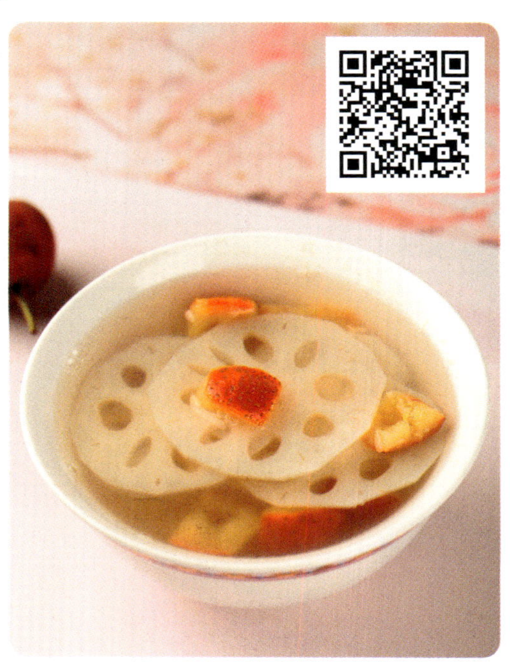

|调料| 冰糖30克

|做法|

①将洗净去皮的莲藕切片。山楂切小块，备用。

②锅中注水烧开。放入藕片、山楂，煮沸后用小火炖煮约15分钟，至食材熟透。倒入冰糖，快速搅拌匀。用大火略煮片刻，至冰糖溶入汤汁中。

③盛出煮好的汤品，装入汤碗中即成。

胃及十二指肠溃疡

WEIJISHIERZHICHANGKUIYANG

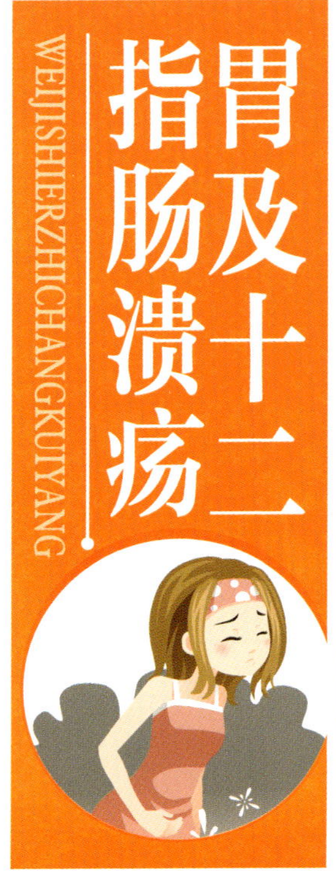

病症说明

消化性溃疡多是由胃酸分泌过多、感染幽门螺杆菌、胃黏膜屏障受损、精神情志因素影响，以及长期服用非固体类抗感染药物所造成的，症状主要为中上腹部疼痛。胃溃疡常在餐后一小时内发生疼痛，疼痛持续数天或数月可缓解，而十二指肠溃疡多在饥饿时、两餐之间、午夜时疼痛发作，进食后可缓解。

饮食宜忌

√**宜吃食物：**猕猴桃、佛手瓜、小米、羊肉、鲢鱼、洋葱、鸭肉、猪肚、甲鱼、荞麦、茄子等。

✗**忌吃食物：**浓茶、咖啡、烟酒以及辛辣刺激性食物。

调养注意

①吃些不会促进胃酸分泌或者能中和胃酸且热量较高的食物，如软米饭、燕麦粥、面条以及含碱的面包或馒头。②保持良好的心态和心情，避免受情绪刺激。

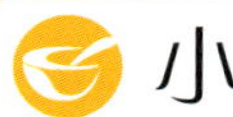

小米南瓜粥

▶益气养胃、易于吸收

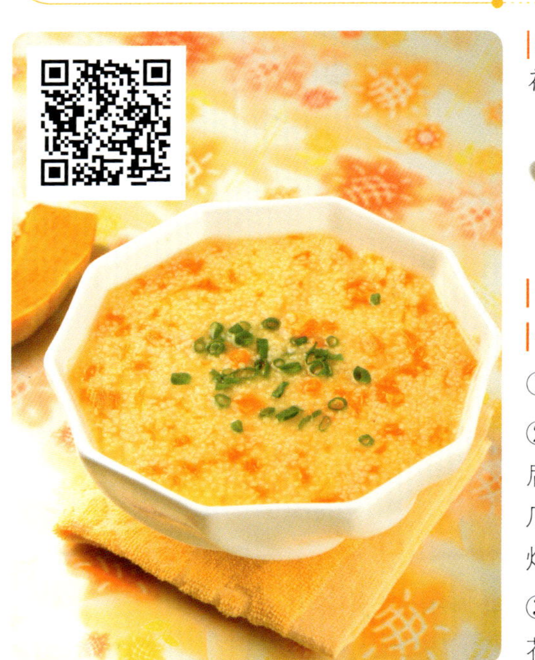

|材料| 水发小米90克，南瓜110克，葱花少许

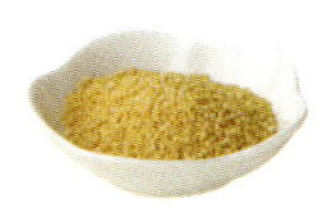

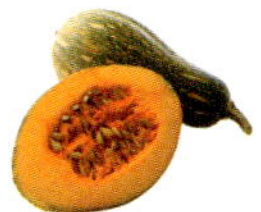

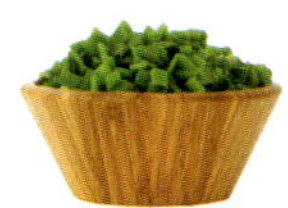

|调料| 盐2克，鸡粉2克

|做法|

①将洗净去皮的南瓜切成粒。

②锅中注水烧开，倒入小米，搅匀，烧开后用小火煮30分钟，至小米熟软。倒入南瓜，拌匀，用小火煮15分钟，至食材熟烂。放入鸡粉、盐，搅匀调味。

③盛出煮好的粥，装入碗中，再撒上葱花即成。

西红柿猪肚汤

▶开胃消食、补虚益气

|材料| 西红柿150克，猪肚130克，姜丝、葱花各少许

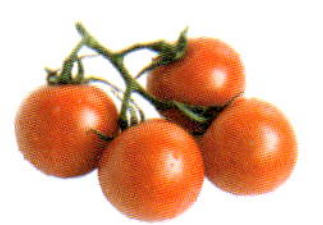
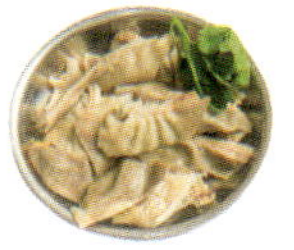
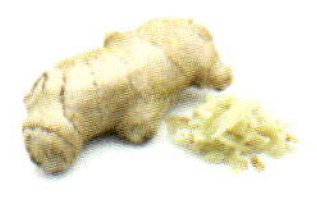

|调料| 盐2克，鸡粉2克，料酒5毫升，胡椒粉、食用油各适量

|做法|

①西红柿切块；处理干净的猪肚切块。

②锅中热油，放入姜丝，爆香。放入猪肚，翻炒片刻。淋入料酒，炒匀去腥。放入西红柿，炒匀。倒入适量清水，用大火煮2分钟，至食材熟透。放盐、鸡粉、胡椒粉搅匀调味，撒上葱花即成。

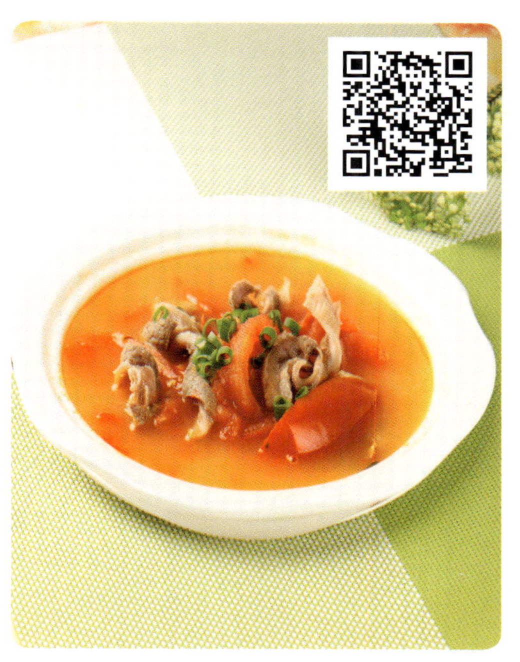

羊肉山药粥

▶补虚益气、养胃降脂

|材料| 羊肉200克，山药300克，水发大米150克，姜片、葱花、胡椒粒各少许

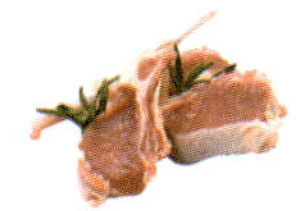
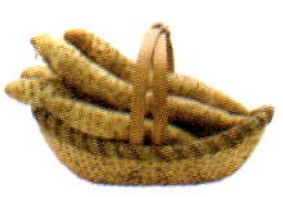
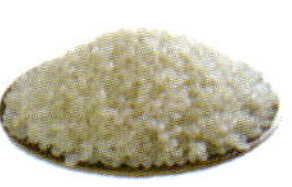

|调料| 盐3克，鸡粉4克，生抽4毫升，料酒、水淀粉、食用油各适量

|做法|

①山药切丁。羊肉切丁，加入调味料，腌渍10分钟。

②砂锅注水烧开，放入大米，用小火煮约30分钟；放入山药，小火煮至食材熟透；放入羊肉、姜片，煮2分钟，加盐、鸡粉、胡椒粒拌匀，撒上葱花即成。

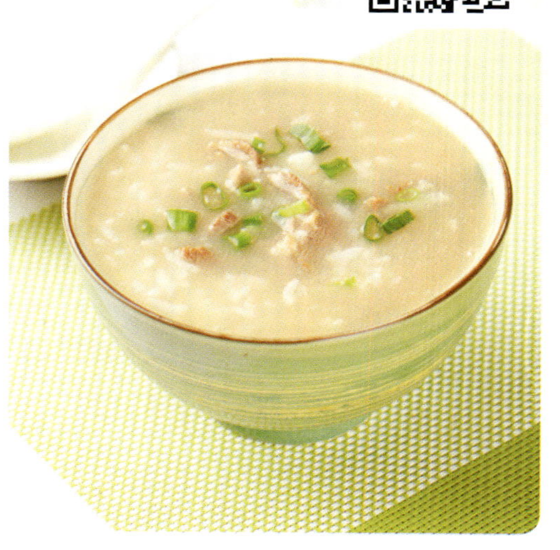

胃下垂

WEIXIACHUI

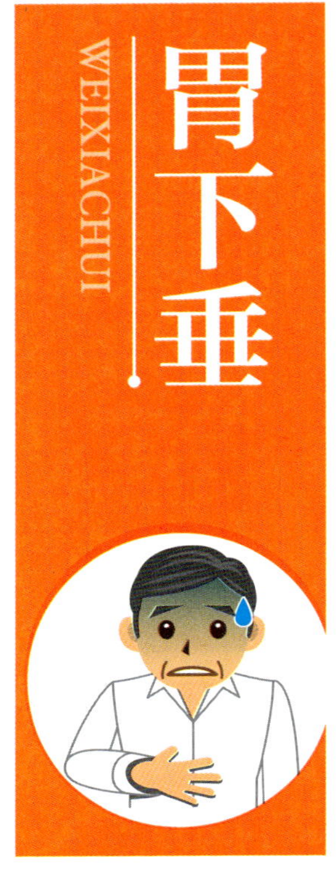

病症说明

胃下垂是指站立时，胃的位置下降，胃小弯最低点在髂嵴水平连线以下。胃下垂是内脏下垂的一部分，多见于瘦长无力体型者、久病体弱者、经产妇、多次腹部手术有切口疝者和长期卧床少动者。胃下垂的主要症状有：腹胀、腹痛、恶心、呕吐、便秘等。

饮食宜忌

√**宜吃食物：**木耳、豆腐、鸡肉、牛肉、羊肉、红枣、生姜、胡萝卜、酸奶、黄豆等。

✗**忌吃食物：**生冷瓜果、肥肉、油酥点心、辣椒、芥末、香肠、腌肉等。

调养注意

①饮食中增加营养，宜食用高蛋白、高热量、多糖、低脂肪的食物。②多吃一些温补、对胃有益处的食物。③宜少食多餐，避免暴饮暴食。④戒烟戒酒，加强锻炼。

小麦红豆玉米粥

▶安神益气、和胃健脾

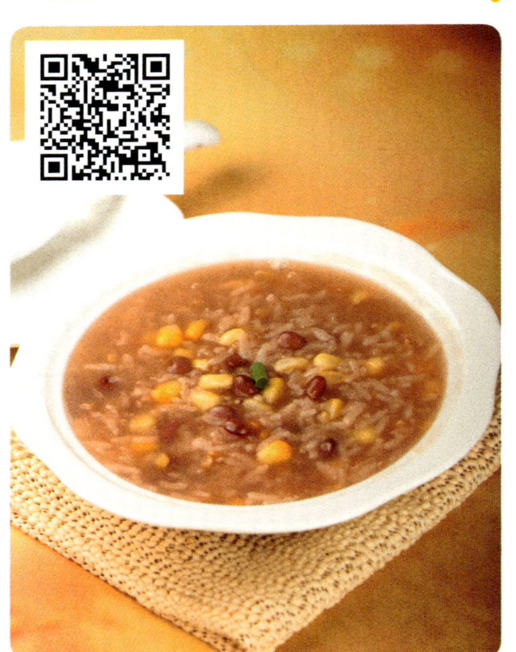

|材料| 水发小麦80克，水发红豆90克，水发大米130克，鲜玉米粒90克

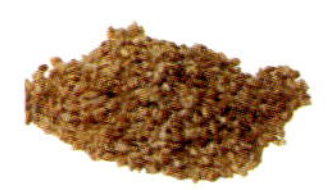
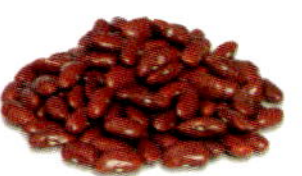
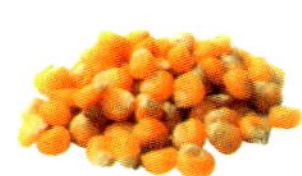

|调料| 盐2克

|做法|

①砂锅中注水烧开。

②倒入大米、玉米、小麦、红豆，拌匀，烧开后用小火煮40分钟，至食材熟透。放入盐，拌匀调味。

③关火后将煮好的粥盛出，装入碗中即可食用。

小笋炒牛肉

▶健脾化湿、利尿消肿

|材料| 竹笋90克，牛肉120克，青椒、红椒各25克，姜片、蒜末、葱段各少许

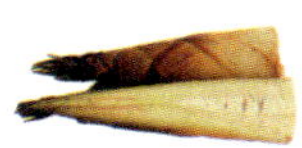
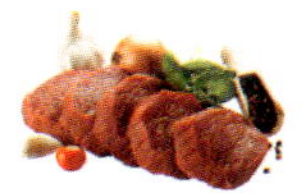
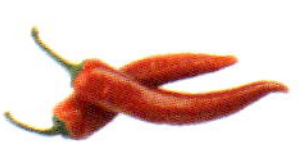

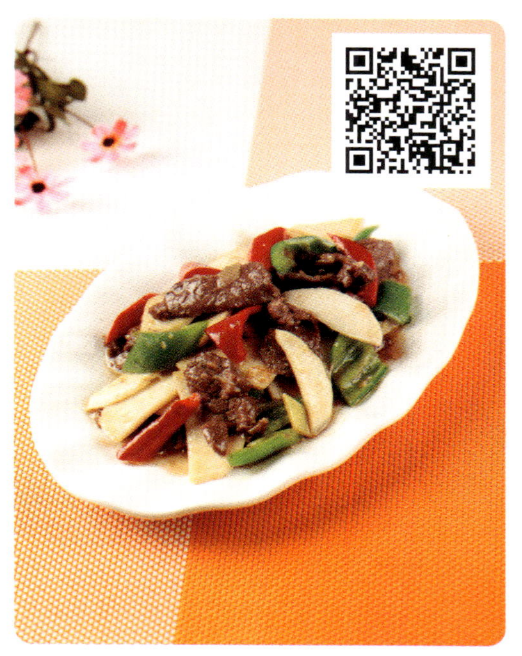

|调料| 盐3克，鸡粉2克，生抽6毫升，食粉、料酒、水淀粉、食用油各适量

|做法|

①竹笋切成片；红椒、青椒切小块。

②牛肉切片，加入调味料，腌渍入味；锅中倒入清水烧开，放入竹笋、青椒、红椒，煮至断生；用油起锅，放入姜、蒜，爆香；加入牛肉，倒入竹笋、青椒、红椒，加入调味料，翻炒至熟即成。

黑豆乌鸡汤

▶补虚益气、降压抗癌

|材料| 乌鸡肉250克，水发黑豆70克，姜片、葱段各少许

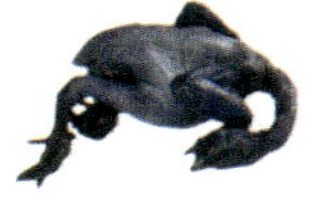
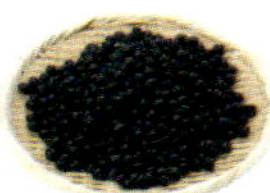
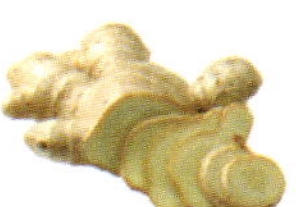

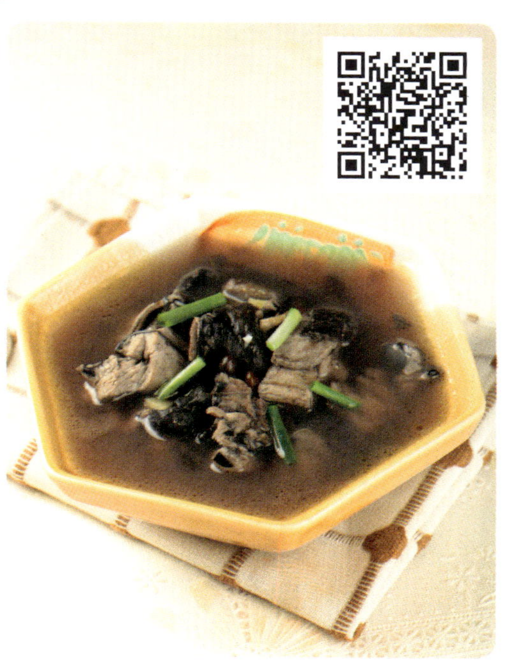

|调料| 盐3克，鸡粉3克，料酒4毫升

|做法|

①将洗净的乌鸡肉切小块，汆水。

②砂锅中注水，倒入黑豆，用大火烧开。放入乌鸡肉、姜片，加料酒，烧开后用小火炖30分钟至鸡肉熟透。放盐、鸡粉，拌匀调味。

③将煮好的汤品盛出，装入碗中，放上葱段即成。

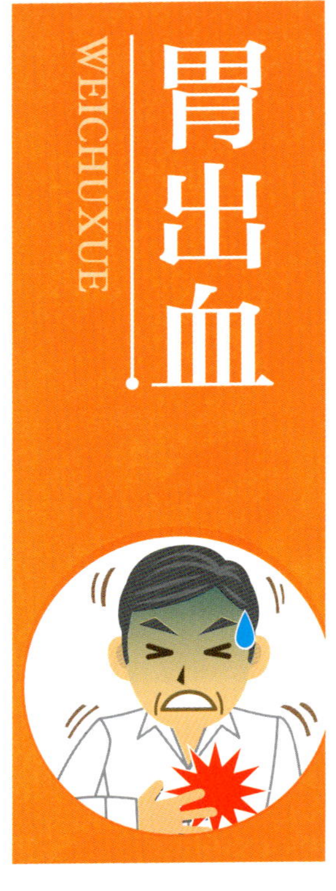

胃出血

WEICHUXUE

病症说明

胃出血俗称上消化道出血，多是由胃、十二指肠溃疡和急性出血性胃炎以及肝硬化导致的。胃出血症状多以呕血和便血为主。患者呕血前有恶心感，便血前有便意感，便后双眼发黑、心慌，甚至晕厥、面色苍白、口渴、脉快无力、血压下降。

饮食宜忌

√**宜吃食物：**流质、米汤、藕粉、牛奶、西瓜等。

✗**忌吃食物：**浓茶，浓咖啡，过甜、过酸、过热的食物和辛辣刺激性食物。

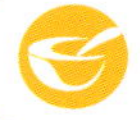

调养注意

①呕血的病人一定要禁食，以防造成窒息。②呕血停止后以进食流质、米汤、藕粉较好，饮用牛奶要适量。③少量多餐，饮食宜温热。④烹调方式以蒸、煮、炖为主。⑤戒烟戒酒，生活规律，充分休息，保持心情愉快 。

紫菜鱼片粥

▶温中补虚、益气降压

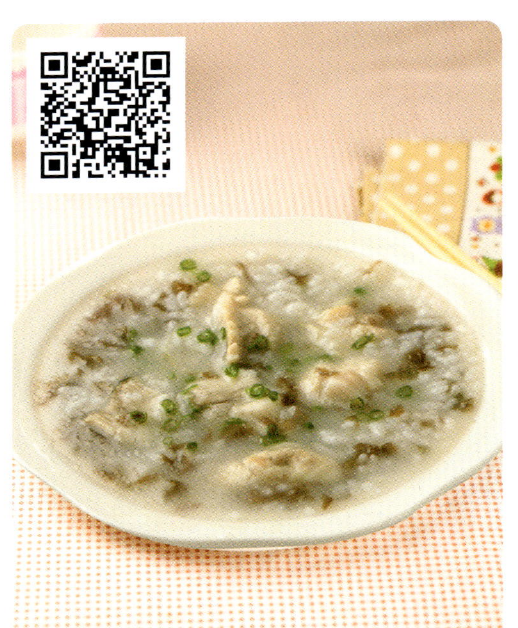

|材料| 水发大米180克，草鱼片80克，水发紫菜60克，姜丝、葱花各少许

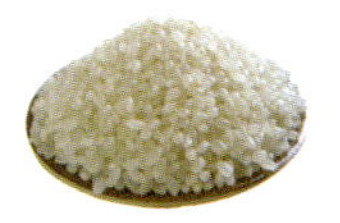
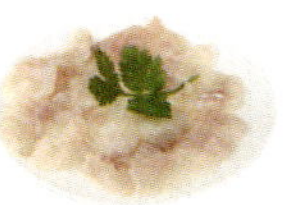
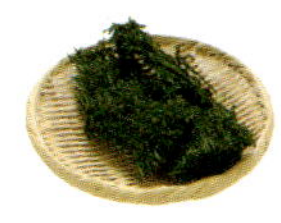

|调料| 盐、鸡粉各3克，胡椒粉少许，料酒3毫升，水淀粉、食用油各适量

|做法|

①将草鱼片装入盘中，加入调味料，腌渍约10分钟，至鱼肉入味。

②砂锅注水烧开，倒入大米，煮沸后用小火煮至米粒变软；倒入紫菜、姜丝、盐、鸡粉、胡椒粉，拌匀；倒入鱼肉片，续煮至食材熟透，撒上葱花即成。

菠菜洋葱牛奶羹

▶益肺健胃、生津润肠

|材料| 菠菜90克，洋葱50克，牛奶100毫升

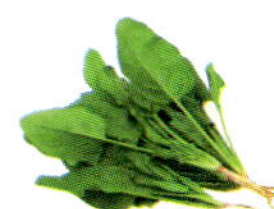
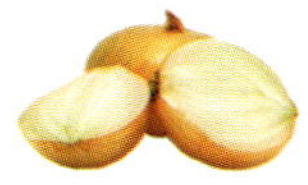
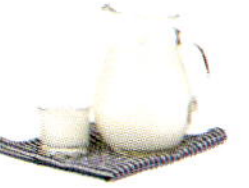

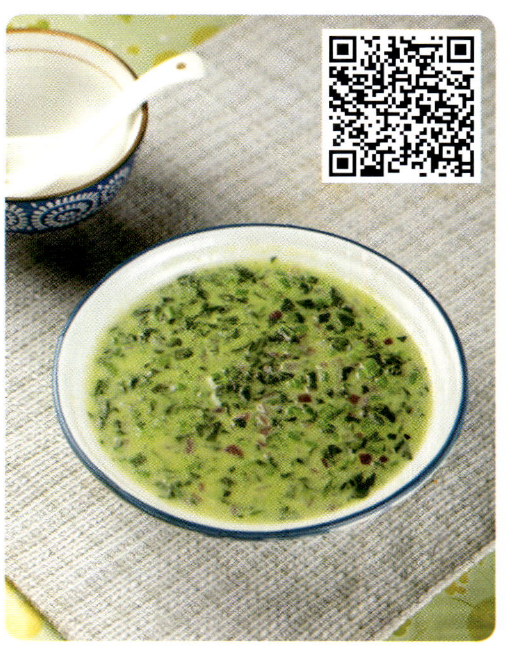

|做法| ①锅中注水烧开，放入洗净的菠菜，焯至断生，捞出。

②洋葱洗净切粒；把菠菜剁成末。

③取榨汁机，倒入洋葱粒、菠菜，把食材磨至细末状，即成蔬菜泥。

④汤锅中注水烧热，放入蔬菜泥，煮沸，倒入牛奶，使食材浸入牛奶中，再煮至牛奶将沸即成。

花生银耳牛奶

▶益气和胃、润肺降压

|材料| 花生80克，水发银耳150克，牛奶100毫升

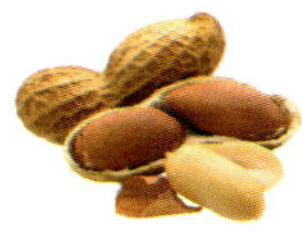
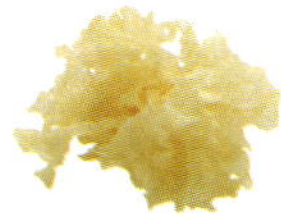
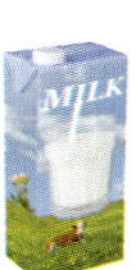

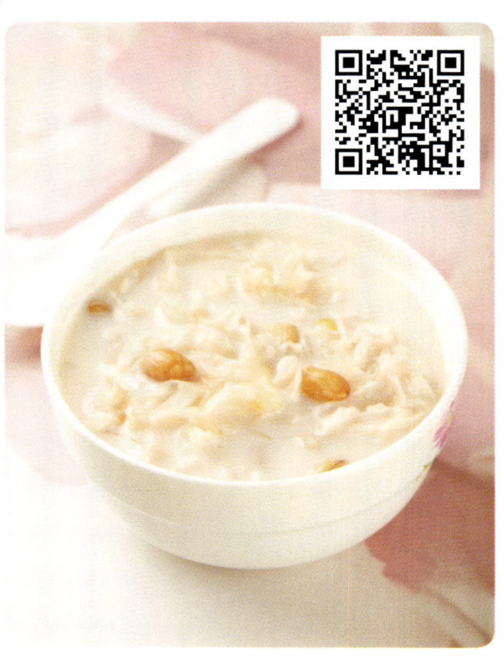

|做法|

①洗好的银耳撕小朵，备用。

②砂锅注水烧开。放入洗净的花生米，加入银耳，搅拌匀，烧开后用小火煮20分钟。倒入备好的牛奶，拌匀，煮至沸。

③关火后将煮好的花生银耳牛奶盛出，装入碗中即成。

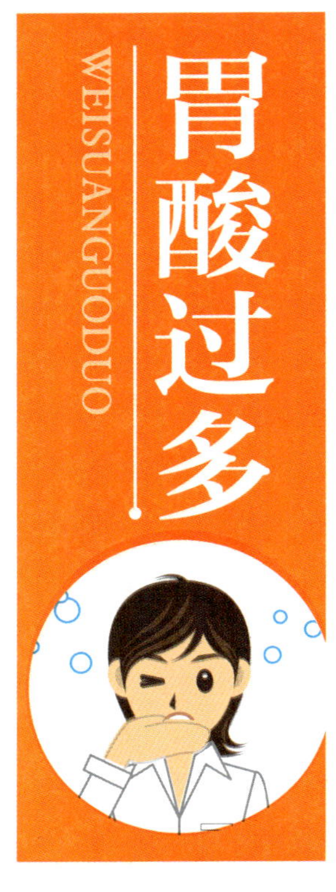

病症说明

胃酸可以帮助消化，但如果胃酸过多就会伤及胃和十二指肠，甚至将黏膜和肌肉“烧破”，造成胃溃疡或十二指肠溃疡等疾病。胃酸过多的症状主要有泛酸和胃灼热。

饮食宜忌

√**宜吃食物：**含碱成分的食物，如苏打饼干、面条、焦面包以及菠菜、油菜、卷心菜等新鲜蔬菜等。

✗**忌吃食物：**含酸的食物，如花生、醋、油脂食品；刺激性的食物，如大蒜、洋葱、巧克力、柑桔类水果、薄荷、浓茶、咖啡、酒。

调养注意

①不吃过冷和过热的食物。②饮食应清淡有规律，少量多餐。③睡觉前不吃东西。④戒烟戒酒。⑤睡觉时将头部或床头垫高一点。

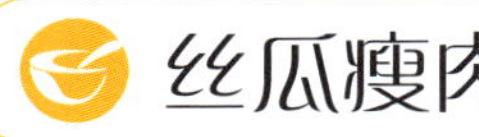

丝瓜瘦肉粥

▶益气补虚、清热和胃

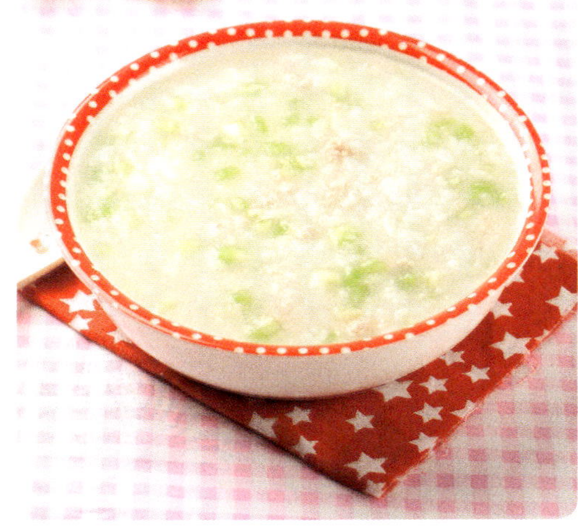

|材料| 丝瓜45克，瘦肉60克，水发大米100克

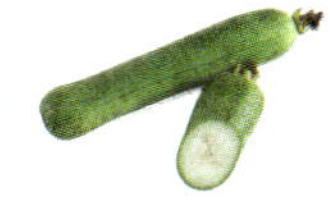
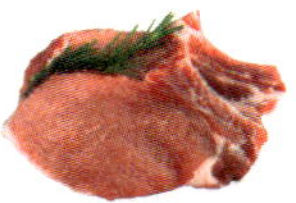
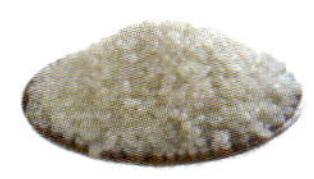

|调料| 盐2克

|做法|

①将去皮洗净的丝瓜切粒。洗好的瘦肉剁成肉末。

②锅中注水烧热。倒入大米，拌匀，用小火煮30分钟至大米熟烂。倒入肉末，拌匀。放入切好的丝瓜，拌匀煮沸。加入盐拌匀调味，煮沸。

③将煮好的粥盛出，装入碗中即成。

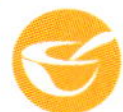

西葫芦玉米饼

▶中和胃酸、降压降脂

|材料| 西葫芦100克，面粉200克，玉米粉100克，白芝麻15克

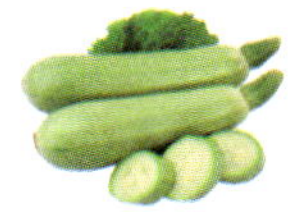
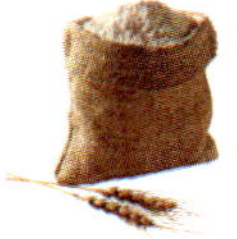
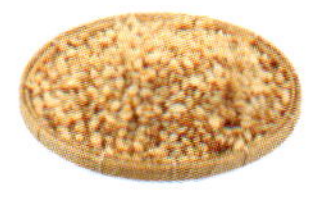

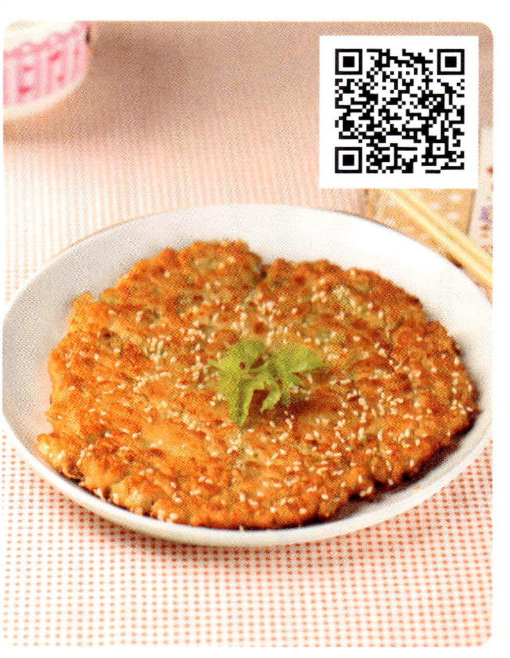

|调料| 盐4克，鸡粉2克，食用油适量

|做法|

①洗净的西葫芦切粒，汆水。

②把西葫芦装入碗中，倒入玉米粉，加盐、鸡粉、面粉、清水，搅成面糊，放入适量食用油，搅拌匀。

③煎锅中倒入适量食用油，放入调好的面糊，摊成饼状。煎至饼成形，撒上白芝麻，煎至两面金黄即成。

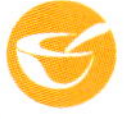

鸡丝荞麦面

▶健胃消积、止汗止泻

|材料| 鸡胸肉120克，荞麦面100克，葱花少许

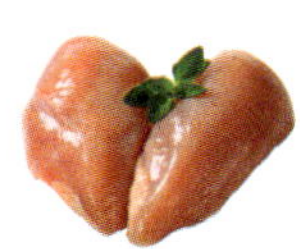
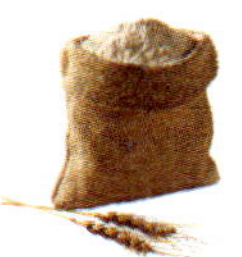
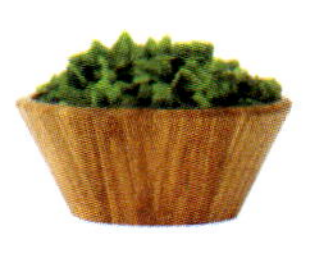

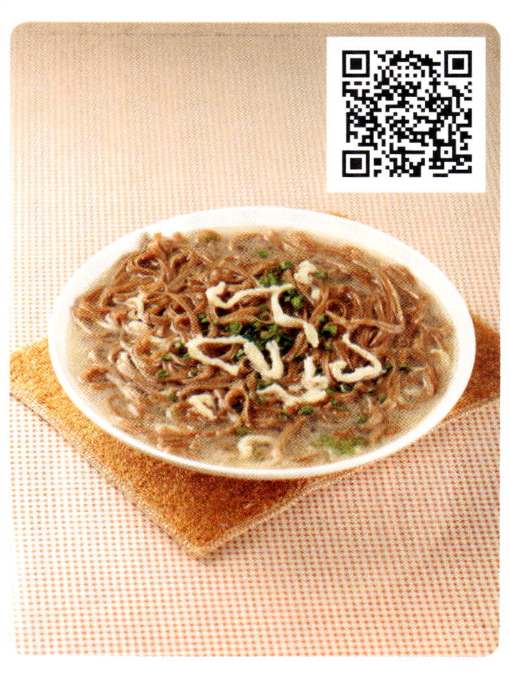

|调料| 盐、鸡粉、水淀粉、食用油各适量

|做法|

①将洗净的鸡胸肉切成丝，装入碗中，加入盐、鸡粉、水淀粉，腌渍约10分钟至入味。

②锅中注入适量清水烧开，放入油，倒入荞麦面，加入鸡粉、盐，煮至断生。

③放入鸡肉丝，转中火续煮1分30秒，至全部食材熟透，撒上葱花即成。

胃痉挛

WEIJINGLUAN

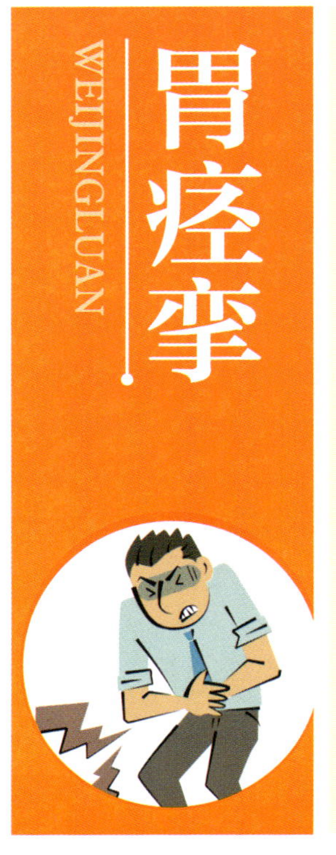

病症说明

胃痉挛是胃病患者最常见的症状，大多是由于病变部位受局部炎症或胃酸的刺激，引起胃壁平滑肌痉挛、胃内压增高和肌纤维紧张度增强，使病变部位的神经感受器受到刺激，因而发生痛感。胃痉挛表现为歇斯底里、神经性的腹部及胸部疼痛。胃痉挛最常见的原因是饮食生冷或不规律、吸烟、工作高度紧张、生气以及遗传因素等。

饮食宜忌

√**宜吃食物：**营养丰富且易于消化的食物，如粥、豆浆等。

✗**忌吃食物：**生冷刺激的食物，如辣椒、大蒜、酒、咖啡、浓茶等。

调养注意

①饮食宜清淡，少量多餐，定时定量。②戒烟戒酒，少吃刺激性食物。③生活作息有规律，注意休息，避免熬夜。④适当运动，增强抵抗力。

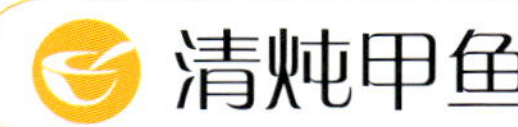

清炖甲鱼

▶益气补血、和胃补虚

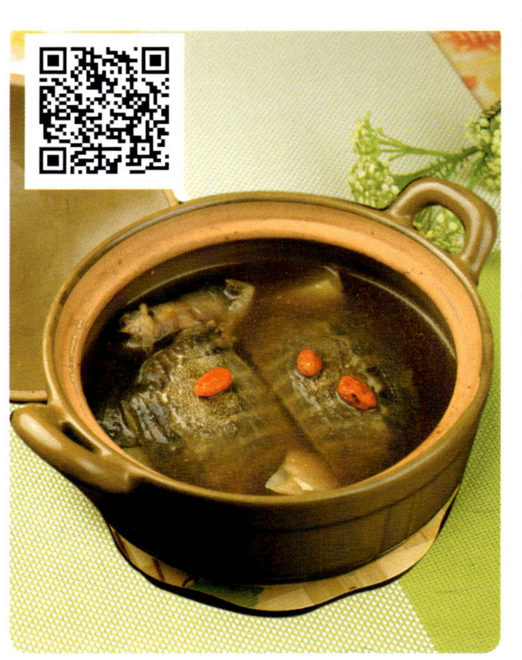

|材料| 甲鱼块400克，姜片、枸杞各少许

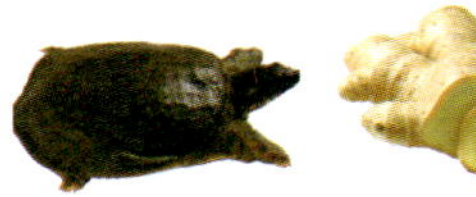
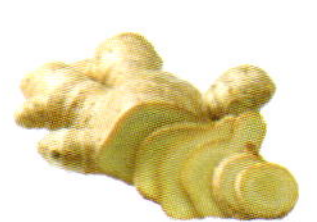
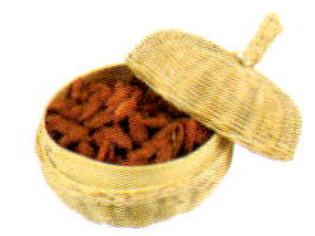

|调料| 盐、鸡粉各2克，料酒6毫升

|做法|

①甲鱼块洗净，汆水。

②砂锅中注水烧开。倒入甲鱼块，放入洗净的枸杞、姜片搅拌匀，再淋入料酒提味。大火煮沸后转小火煲煮约40分钟，至食材熟透。加入盐、鸡粉，搅拌匀，续煮片刻至入味。

③关火后取下砂锅即成。

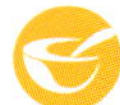

菠菜拌金针菇

▶降压润肠、消炎益胃

|材料| 菠菜200克，金针菇180克，彩椒50克，蒜末少许

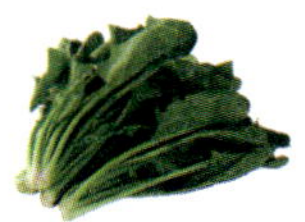
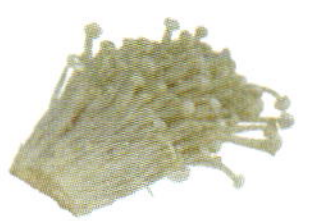
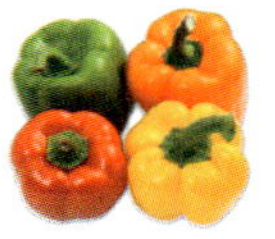

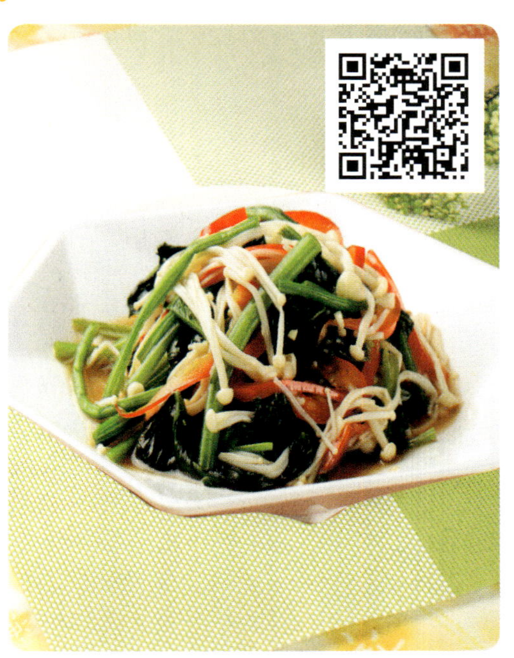

|调料| 盐3克，鸡粉少许，陈醋8毫升，芝麻油各适量

|做法|

①金针菇切去根部。菠菜切段。彩椒切粗丝。分别汆水。

②取一个干净的碗，倒入焯煮过的菠菜、金针菇和彩椒丝。撒上蒜末，加入盐、鸡粉，淋入陈醋，滴上少许芝麻油，搅拌至食材入味即成。

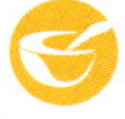

小米山药粥

▶健脾益胃、涩肠止泻

|材料| 水发小米120克，山药95克

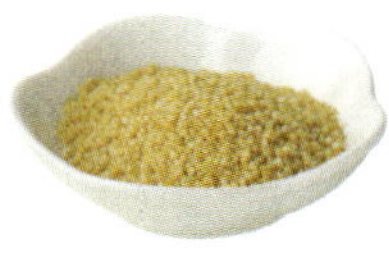
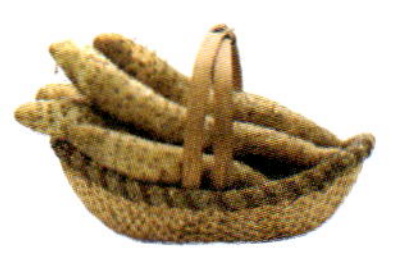

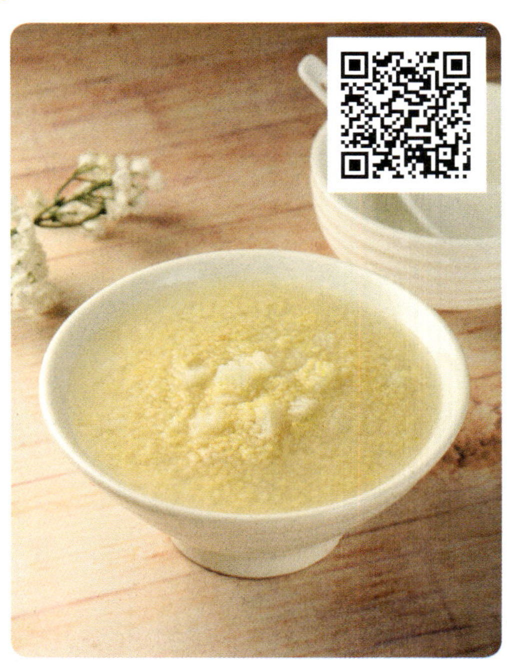

|调料| 盐2克

|做法|

①洗净去皮的山药，切成丁。

②砂锅中注水烧开，倒入洗好的小米，放入山药丁，搅拌匀。

③盖上盖，用小火煮30分钟，至食材熟透；揭开盖，放入盐，搅拌片刻，使其入味。

④盛出煮好的小米粥，装入碗中即成。

胃结石

WEIJIESHI

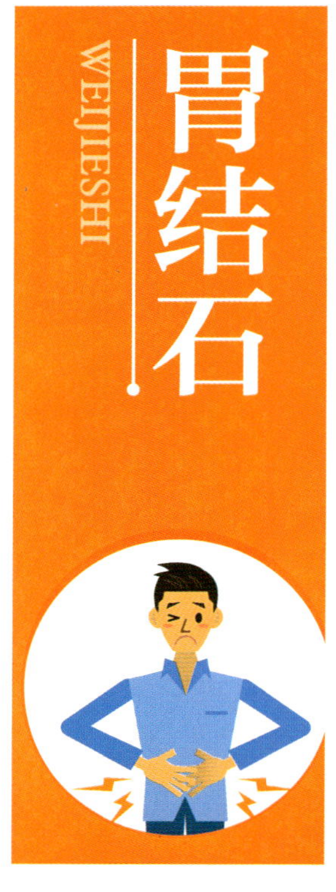

病症说明

胃结石是人体胃部异常矿化所导致的一种以钙盐或脂类积聚成形而引起的疾病。多是由于食入某种动植物成分、毛发或某些矿物质在胃内不被消化而凝结成块所致。胃结石的症状主要有上腹不适、胀满、恶心或疼痛感等。

饮食宜忌

√**宜吃食物：**黑木耳、银耳、米糠、胡萝卜、香瓜、南瓜、茄子、花椰菜、动物肝脏等。

✗**忌吃食物：**富含草酸的食物，包括豆类、葡萄、芹菜、西红柿、香菜、菠菜、草莓及甘蓝菜科的蔬菜。

调养注意

①多喝白开水，补充足够的水分能有效促进新陈代谢，缓解胃结石症状。②戒烟戒酒，饮食有规律。③保持精神愉快。④多活动，适当运动。

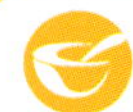

蒜泥黑木耳

▶清热凉血、散瘀消肿

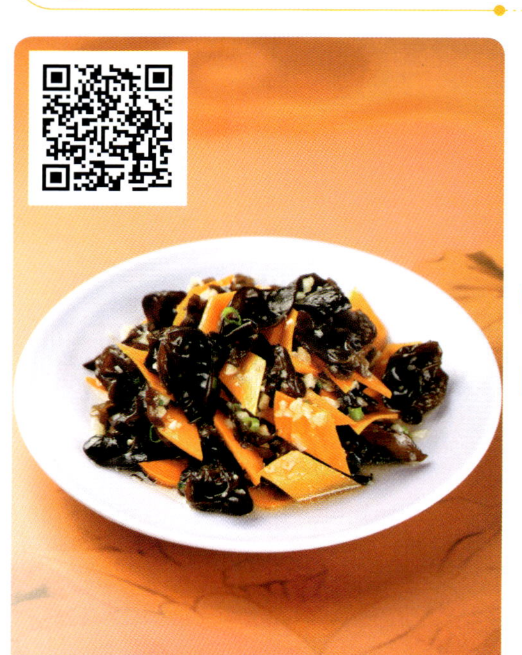

|材料| 水发黑木耳60克，胡萝卜80克，蒜泥、葱花各少许

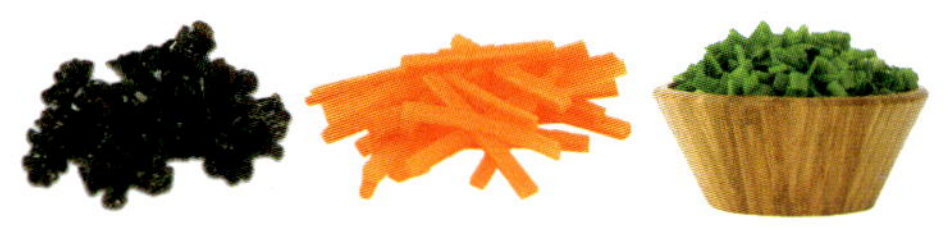

|调料| 盐3克，鸡粉3克，白糖3克，陈醋5毫升，芝麻油2毫升

|做法|

①胡萝卜、黑木耳洗净切好。

②锅中注水烧开，倒入黑木耳、胡萝卜片，煮至食材熟透，捞出。

③将黑木耳和胡萝卜装入碗中，放入盐、鸡粉、白糖，倒入蒜泥、葱花，淋入芝麻油，拌至入味即可。

枣参茯苓粥

▶补血益气、安神和胃

|材料| 水发大米150克，红枣20克，茯苓10克，人参片7克

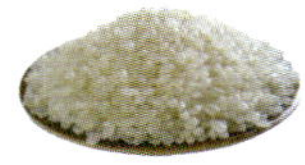
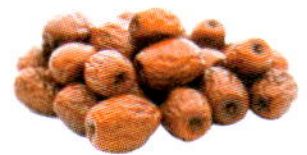
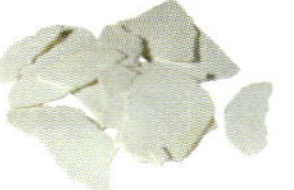
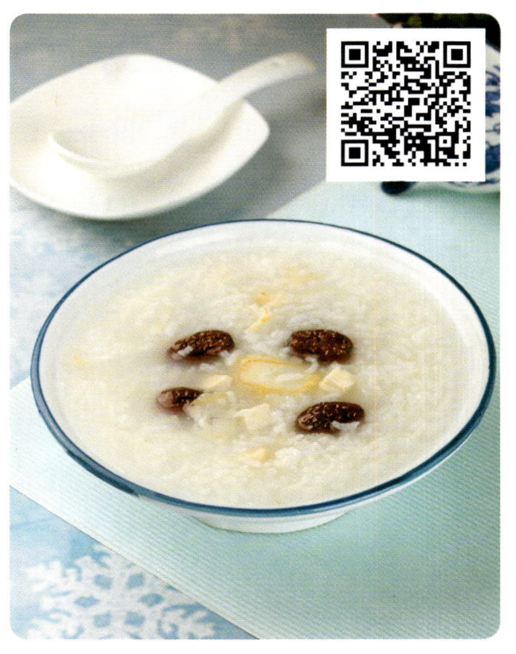

|调料| 白糖15克

|做法|

①砂锅中注水烧开。加入大米、红枣、茯苓、人参片，搅拌匀，烧开后用小火煮约40分钟，至米粒熟透。撒上白糖，搅拌匀，用中火再煮一会儿，至糖分溶化。

②关火后盛出煮好的茯苓粥装入汤碗中，待冷却后即可食用。

雪莲果百合银耳糖水

▶调理肠胃、增强免疫力

|材料| 水发银耳100克，雪莲果90克，百合20克，枸杞10克

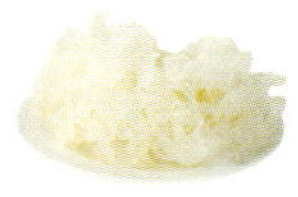
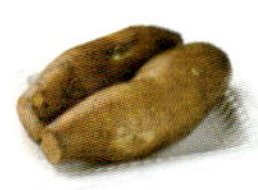
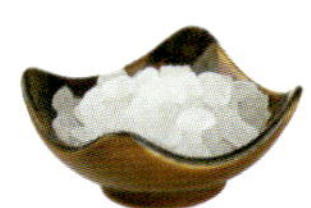
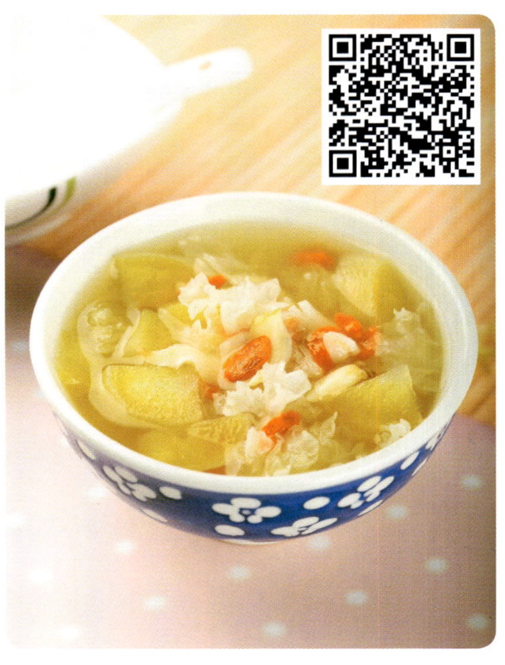

|调料| 冰糖40克

|做法|

①银耳撕小朵。雪莲果切小块，备用。

②砂锅中注水烧开，倒入银耳、雪莲果、百合、枸杞，搅拌匀，煮沸后用小火煮约20分钟，至食材熟软。倒入冰糖，转大火续煮至冰糖完全溶化。

③关火后盛出煮好的银耳糖水，装入碗中即成。

消化道出血

XIAOHUADAOCHUXUE

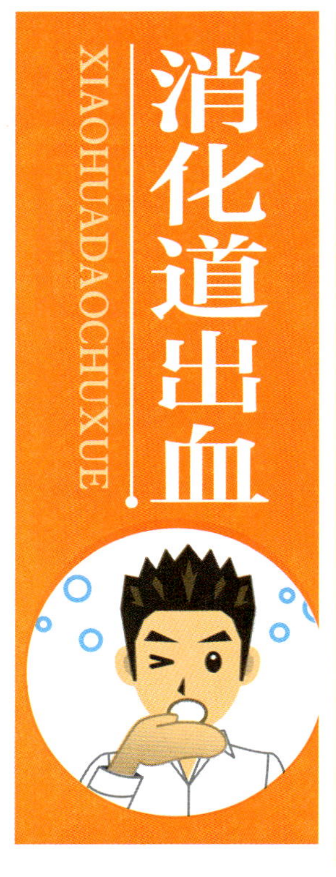

病症说明

消化道是指从食管到肛门的管道，包括胃、十二指肠、空肠、回肠、盲肠、结肠及直肠。上消化道出血部位指屈氏韧带以上的食管、胃、十二指肠、上段空肠以及胰管和胆管的出血。屈氏韧带以下的肠道出血称为下消化道出血。消化道出血可因消化道本身的炎症、机械性损伤、血管病变、肿瘤等因素引起，也可因邻近器官的病变和全身性疾病累及消化道所致。

饮食宜忌

√**宜吃食物：**清淡易消化的粥、汤、新鲜蔬菜等。

✗**忌吃食物：**浓茶、咖啡和油腻、辛辣、刺激性食物。

调养注意

①饮食定时定量，切忌暴饮暴食。②尽量少用或不用对胃有刺激性的药物，如必须使用时，应加用保护胃黏膜的药物。③出现头昏等贫血症状时，应尽早上医院检查。

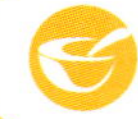

菠菜干贝脊骨汤

▸补虚益气、易于消化

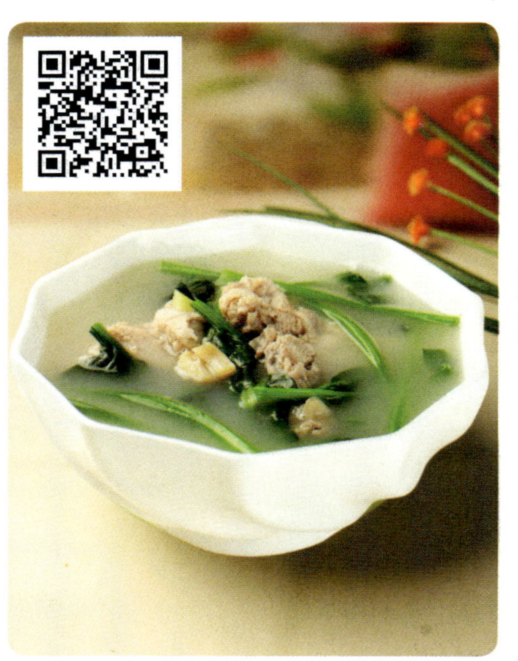

材料 猪脊骨段400克，菠菜75克，干贝15克，姜片少许

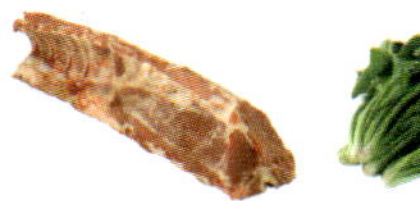
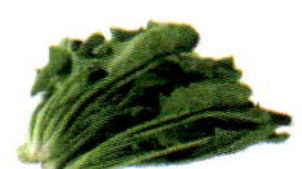
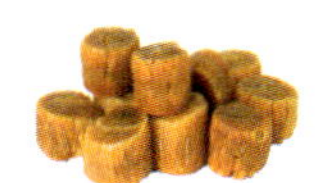

调料 盐、鸡粉各2克，料酒10毫升

做法

①菠菜切段。脊骨段汆水。

②砂锅中注水烧开，倒入姜片、干贝、脊骨段，淋入料酒提味。大火煮沸后用小火煮约40分钟，至脊骨熟透。加盐、鸡粉，搅匀调味。倒入菠菜，搅匀，略煮一会儿，至其熟软、入味。

③盛出煮好的汤，装入汤碗中即成。

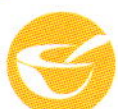

冰糖雪梨柿子汤

▶养心润肺、和胃止血

|材料| 雪梨200克，柿饼100克

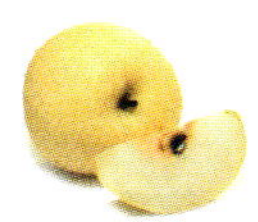

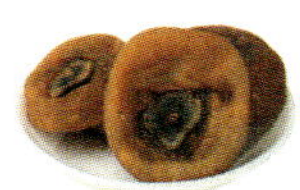

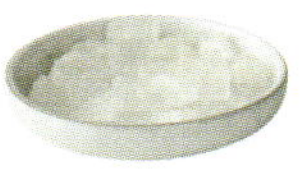

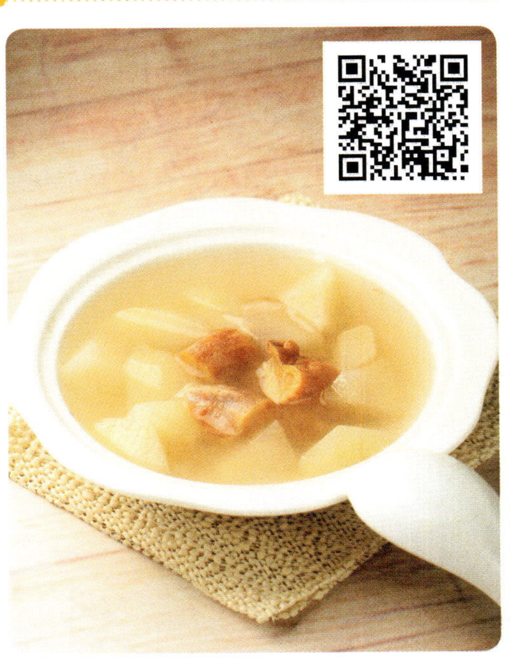

|调料| 冰糖30克

|做法|

①柿饼切小块。雪梨去皮去核，切丁。

②砂锅中注水烧开，放入柿饼块、雪梨丁，搅拌匀，煮沸后用小火煲煮约20分钟，至材料熟软。加入冰糖调味，拌匀。用中火续煮一会儿，至糖分完全溶化。

③关火后盛出煮好的冰糖雪梨，装入汤碗中即成。

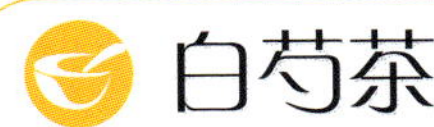

白芍茶

▶抗菌解热、抗炎降糖

|材料| 白芍10克

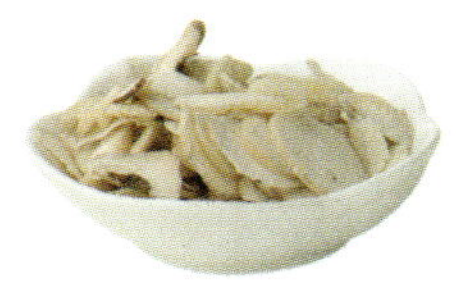

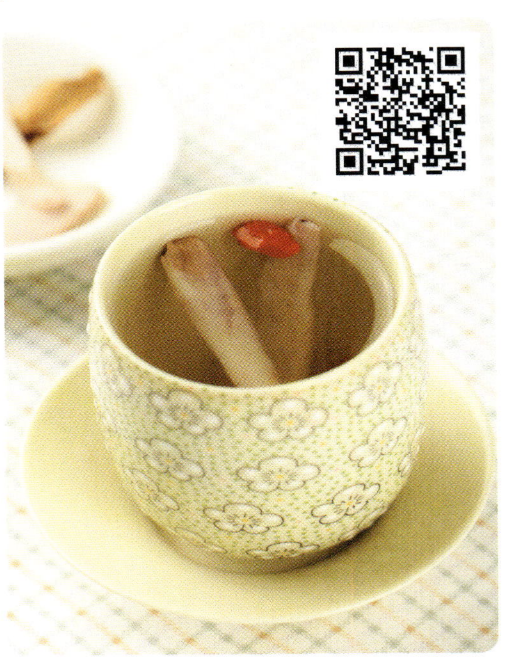

|做法|

①砂锅中注水烧开，放入洗好的白芍。

②盖上盖，用小火煮20分钟，至其析出有效成分。

③揭盖，略微搅动片刻。

④把煮好的白芍茶盛出，装入杯中即可饮用。

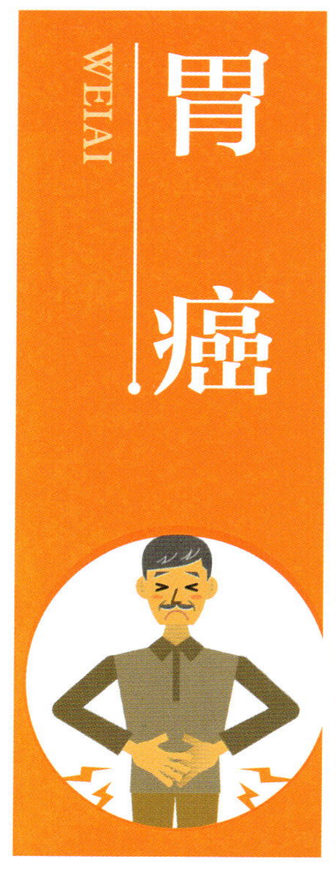

病症说明

胃癌多因幽门螺杆菌感染，饮食、环境、遗传因素以及消化性溃疡治疗不当癌变所造成的。胃癌常见症状有上腹部疼痛、食欲减退、恶心呕吐、呕血黑便，大多数患者会出现体重逐渐下降、晚期明显消瘦的特征，还伴有腹部肿块、淋巴结肿大、腹水等体征。

饮食宜忌

√**宜吃食物：**鹌鹑、羊肉、鸡肉、鸭肉、鲫鱼、猪血、蘑菇、茄子、南瓜、薏米、杏仁、豆腐、黑米等。

✗**忌吃食物：**碳酸饮料、硬食、咖啡、浓茶、辛辣刺激性食物以及油炸、腌制食品。

调养注意

①少食多餐。②胃癌患者大多体质较虚弱，要营养全面，补足气血。③定期复查，以防病情恶变。④保持心情舒畅，树立战胜疾病的信心。

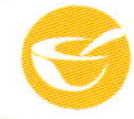

玫瑰薏米粥

▸补虚益气、利水抗癌

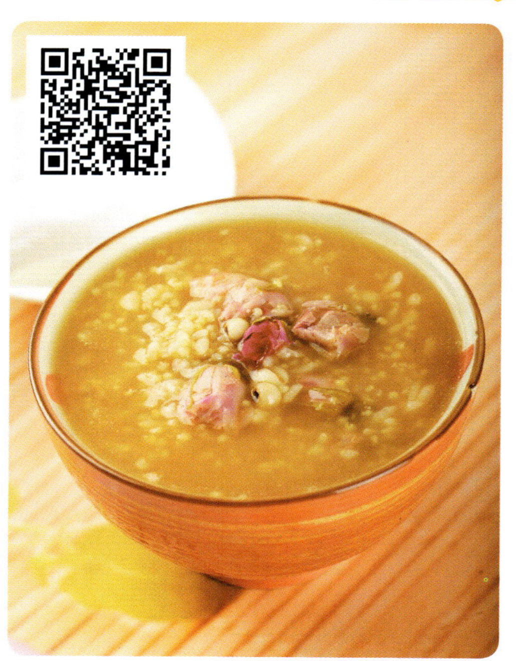

材料 水发大米90克，水发薏米、水发小米各80克，红糖50克，玫瑰花6克

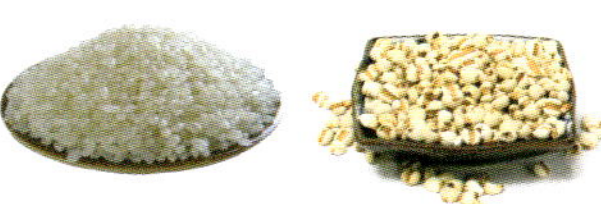
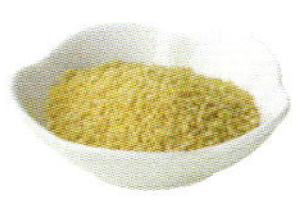

做法

①砂锅中注水烧开。

②放入洗净的玫瑰花，拌匀。倒入大米、薏米、小米，搅拌匀，使米粒散开。大火烧开后用小火煮约30分钟，至食材熟透。倒入红糖，转中火，再煮至红糖完全溶于米粥中。

③盛出煮好的米粥，装入汤碗即可。

胡萝卜豆腐泥

▶开胃消食、益气补虚

|材料| 胡萝卜85克，鸡蛋1个，豆腐90克

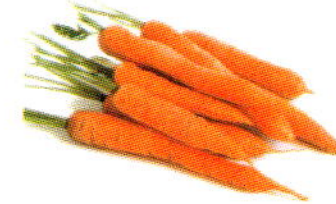
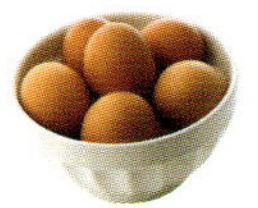
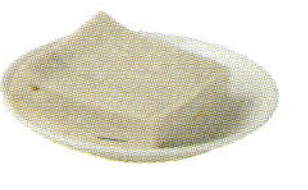

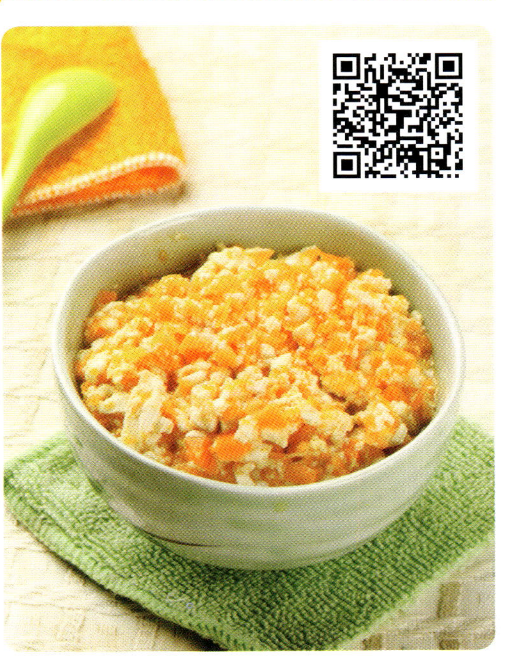

|调料| 盐少许，水淀粉3毫升

|做法|

①鸡蛋打入碗中，打散。胡萝卜切丁。豆腐切小块。

②把胡萝卜放入烧开的蒸锅中，中火蒸10分钟。把豆腐放入蒸锅中，继续用中火蒸5分钟。把胡萝卜和豆腐取出，剁成泥。

③锅中注水，放盐。倒入胡萝卜泥和豆腐泥，拌匀，煮沸。倒入蛋液，搅匀，煮开。加水淀粉拌匀后盛出即成。

松子玉米粥

▶益气和胃、抗癌防癌

|材料| 玉米碎100克，松子10克，红枣20克

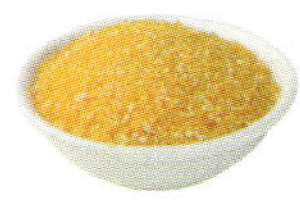
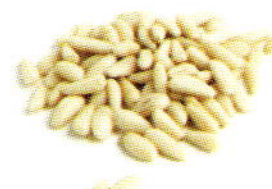
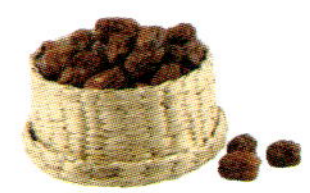

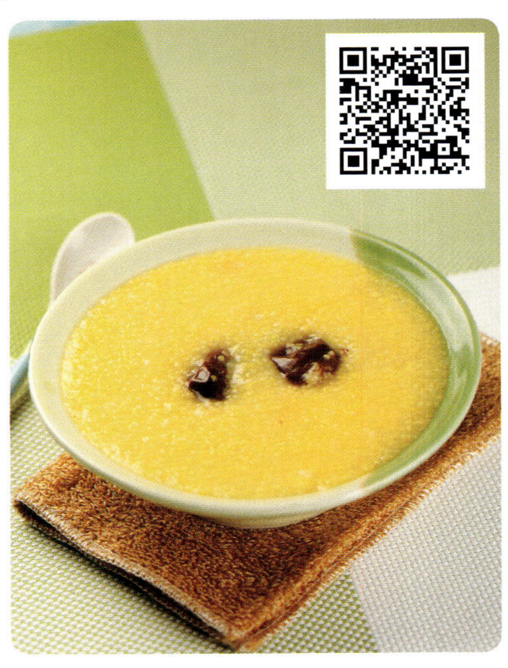

|调料| 盐2克

|做法|

①砂锅中注水烧开。

②放入红枣。转中火，将玉米碎倒入锅中搅拌匀，烧开后用小火煮30分钟。放入松子，续煮10分钟至食材熟透。放入盐拌匀调味。

③起锅，将做好的松子玉米粥装入碗中即成。

便秘

BIANMI

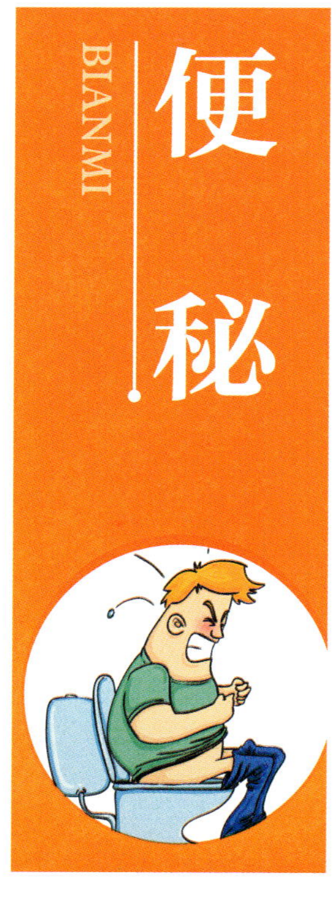

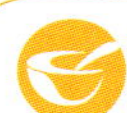

病症说明

便秘是指排便间隔时间超过自己排便习惯一天以上，或两次排便时间间隔3天以上；粪质坚硬，排便困难；或是排便无力，便出不畅；或伴有腹胀、腹痛、纳呆、口臭及神疲乏力等症状。

饮食宜忌

√**宜吃食物：**小米、粳米、黑米、苦瓜、黄瓜、海带、洋葱、菠菜、油菜、银耳、木耳、苋菜、甲鱼、鲢鱼、猪血、火龙果、甘蔗、香蕉、柚子、猕猴桃、葡萄等。

✗**忌吃食物：**辛辣刺激性食物、烟、酒、咖啡以及具有涩肠功能的药物，如肉豆蔻、石榴皮等。

调养注意

①多吃蔬菜、水果、豆类等含粗纤维的食品，多喝水。②劳逸结合，进行适量的运动或按摩腹部，被动增加肠蠕动。③养成良好的排便习惯。④保持精神放松、愉悦。

黑米杂粮饭

▶降糖润肠、缓解便秘

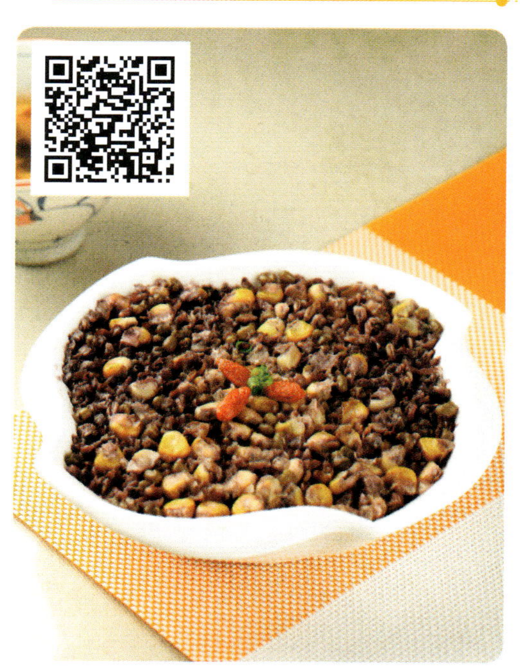

|材料| 黑米、荞麦、绿豆各50克，燕麦40克，鲜玉米粒90克，熟枸杞少许

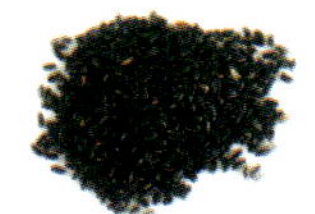

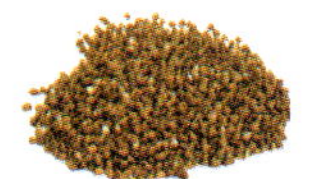

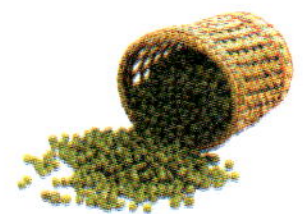

|做法|

①把准备好的食材清洗干净，装入碗中，倒入适量清水。

②将装有食材的碗放入烧开的蒸锅中，用中火蒸40分钟，至食材熟透。

③把蒸好的杂粮饭取出，放上熟枸杞点缀，稍放凉即可食用。

猪血韭菜粥

▶益气养胃、润肠补血

|材料| 猪血200克，水发大米150克，韭菜90克，姜片少许

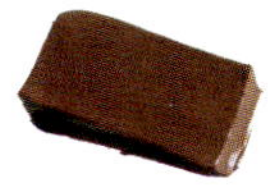
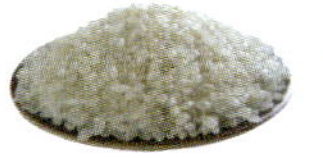
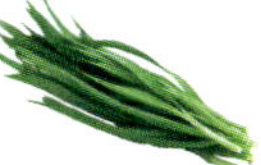

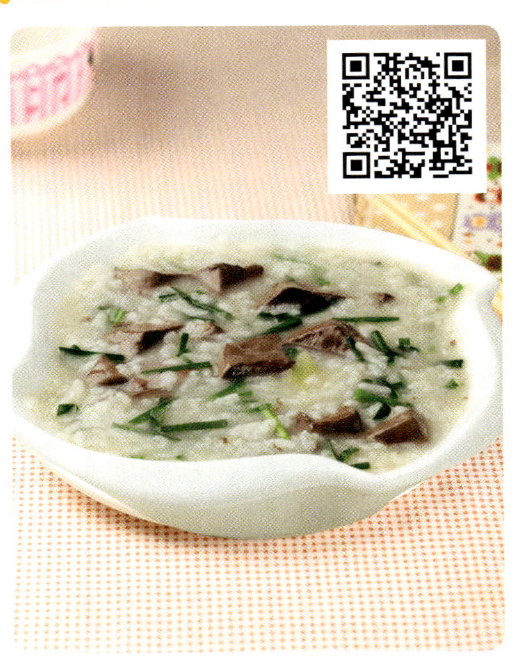

|调料| 盐、鸡粉各2克

|做法|

①将洗净的韭菜切段。洗好的猪血切成小方块。

②砂锅中注水烧开，倒入大米，搅拌匀。大火煮沸后用小火煮约30分钟，至米粒变软。撒上姜片，倒入猪血块，用小火续煮约3分钟，至猪血八成熟。倒入韭菜，待其断生后加入盐、鸡粉，搅匀调味即成。

糙米糯米胡萝卜粥

▶健脾养胃、补中益气

|材料| 糙米、粳米、糯米各60克，胡萝卜100克

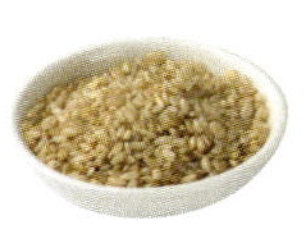
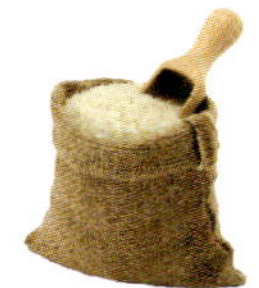
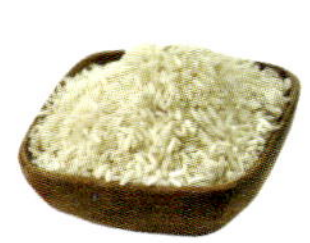

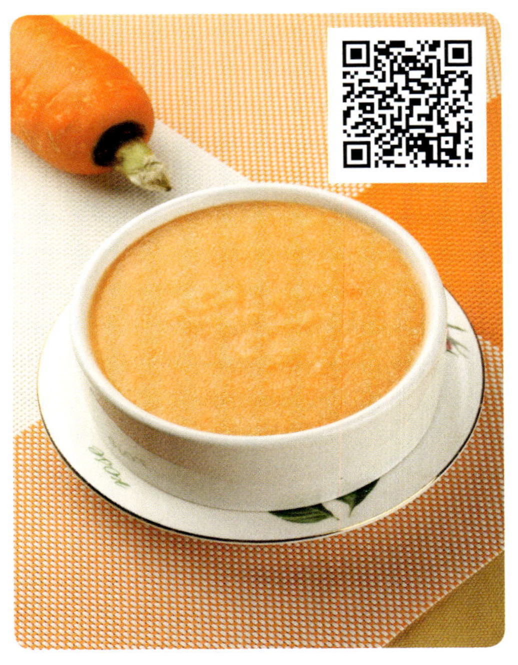

|调料| 盐少许

|做法|

①将去皮洗净的胡萝卜切成丁。

②取榨汁机，倒入糙米、糯米、粳米，磨成米碎。

③再取榨汁机，杯中放入胡萝卜丁，倒入适量清水，榨取胡萝卜汁。

④把胡萝卜汁倒入汤锅中，加入备好的米碎，煮成米糊，放入少许盐调味即可食用。

痔疮

ZHICHUANG

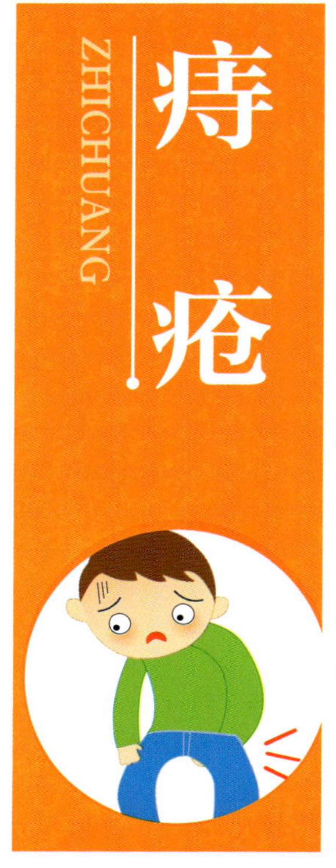

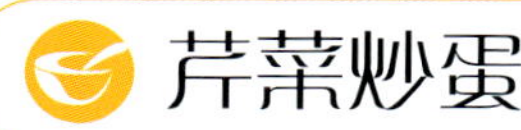

病症说明

痔疮是直肠末端黏膜下和肛管皮肤下的静脉丛发生扩大曲张所形成的柔软静脉团。根据痔的发生部位分为内痔、外痔、混合痔。痔疮的主要症状有肛门外有异物或便时肛门疼痛有坠胀感。内痔者，会有痔核脱出，排便时出血（滴血或喷血），有外痔者会出现肛门外潮湿瘙痒等症状。

饮食宜忌

√**宜吃食物：**蛤蜊、泥鳅、石斑鱼、猪肚、羊肉、乌鸡、绿豆、大蒜、苋菜、马齿苋、茄子、莲藕等。

✗**忌吃食物：**辣椒、胡椒、芥末、酒等辛辣刺激性食物和肥肉等油腻、油炸食物以及浓茶、咖啡等食物。

调养注意

①饮食要清淡。②切勿久坐或久蹲。③积极防治腹泻和便秘。④适当进行体育锻炼。

芹菜炒蛋

▶补虚益气、润肠通便

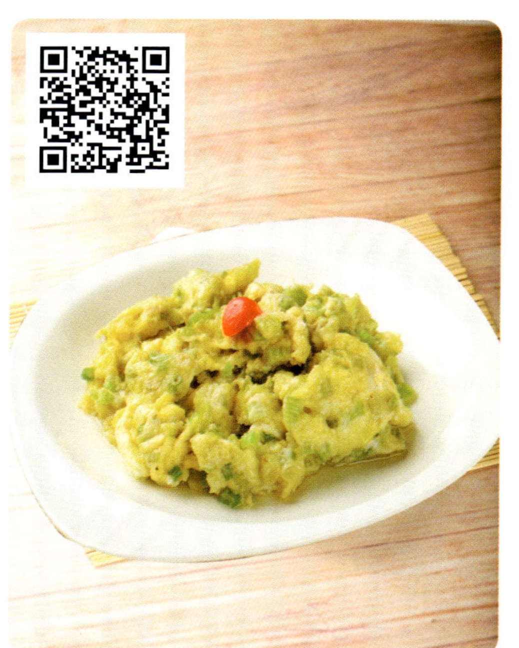

|材料| 芹菜梗70克，鸡蛋120克

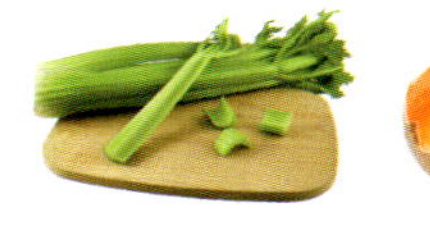

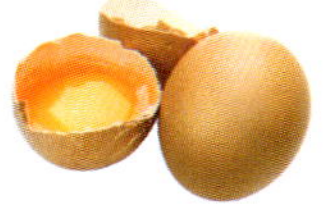

|调料| 盐2克，水淀粉、食用油各适量

|做法|

①芹菜梗切丁。鸡蛋加少许盐、水淀粉打散调匀。

②用油起锅，倒入芹菜梗，快速翻炒片刻，至其变软。加剩余的盐，翻炒至芹菜梗入味。倒入蛋液，用中火略炒片刻，至全部食材熟透。

③关火后盛出炒好的菜肴，装入盘中即可食用。

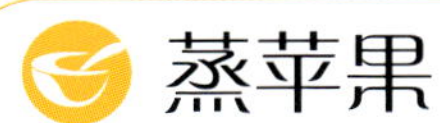

蒸苹果

▶开胃消食、益气生津

|材料| 苹果1个

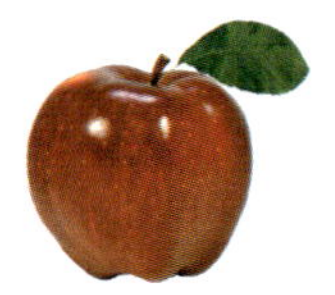

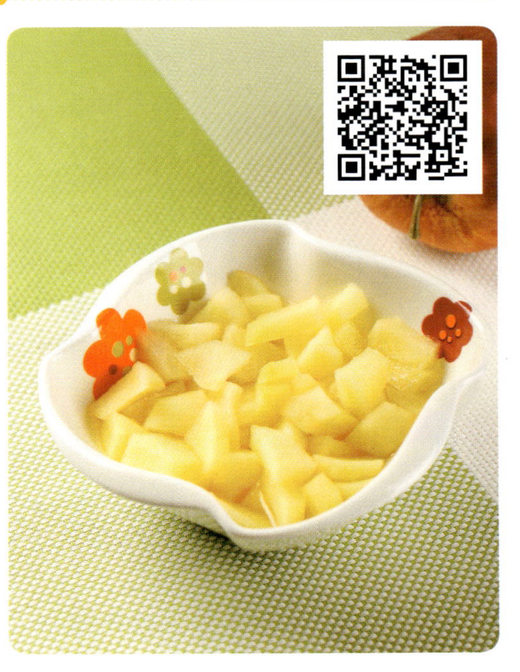

|做法|

①苹果削去外皮，切瓣，去核，改切成丁。

②把苹果丁装入碗中。将装有苹果丁的碗放入烧开的蒸锅中，用中火蒸10分钟。

③揭盖，将蒸好的苹果取出，冷却后即可食用。

滑子菇乌鸡汤

▶益气和胃、增强免疫力

|材料| 乌鸡400克，滑子菇100克，姜片、葱花各少许

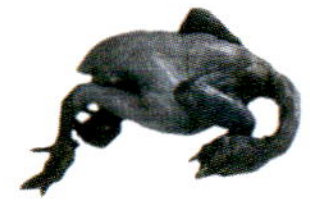

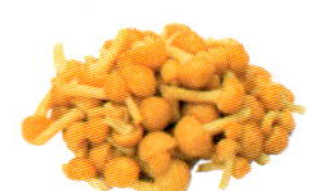

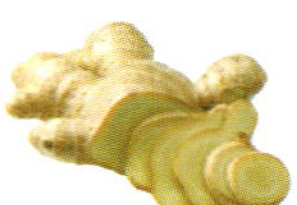

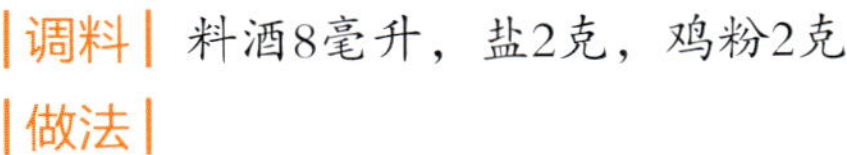

|调料| 料酒8毫升，盐2克，鸡粉2克

|做法|

①乌鸡切成块汆水。

②砂锅注水烧开，倒入乌鸡。放姜片、滑子菇、料酒，拌匀，烧开后用小火煮40分钟，至食材熟透。放入盐、鸡粉，拌匀调味。

③关火后盛出煮好的汤，装入汤碗中，放入葱花即成。

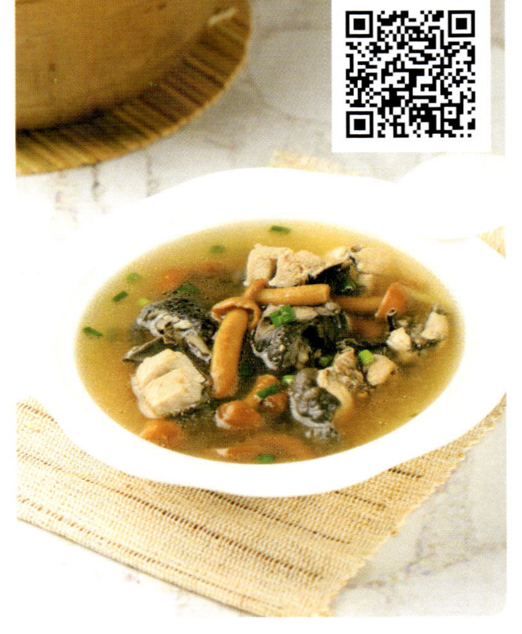

结肠炎

JIECHANGYAN

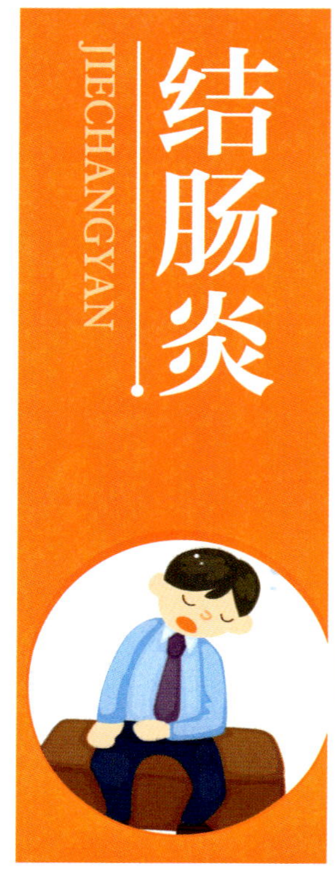

病症说明

结肠炎是一种局限于结肠黏膜及黏膜下层的炎症过程，病变多位于乙状结肠和直肠，也可延伸至降结肠，甚至整个结肠。结肠炎的主要症状有腹泻、血便、腹痛以及一些肠外表现，如眼睛红和痒胀、口腔溃疡、关节肿痛、骨质疏松、肾结石等。

饮食宜忌

√**宜吃食物：**清淡软食，如细面条、粥、汤等。

✗**忌吃食物：**油腻、辛辣刺激、生冷、高纤维的食物，如肥肉、油炸食品、辣椒、芥末、生冷瓜果、韭菜等。

调养注意

①疾病缓解期要均衡饮食。②乳糖不耐受患者要限制牛奶的摄入，严重腹泻者要限制咖啡因的摄入。③注意饮食卫生，避免肠道感染引发或加重本病。④戒烟戒酒，劳逸结合。⑤保持心情舒畅，注意保暖。

双米银耳粥

▶益气消炎、润肠养肺

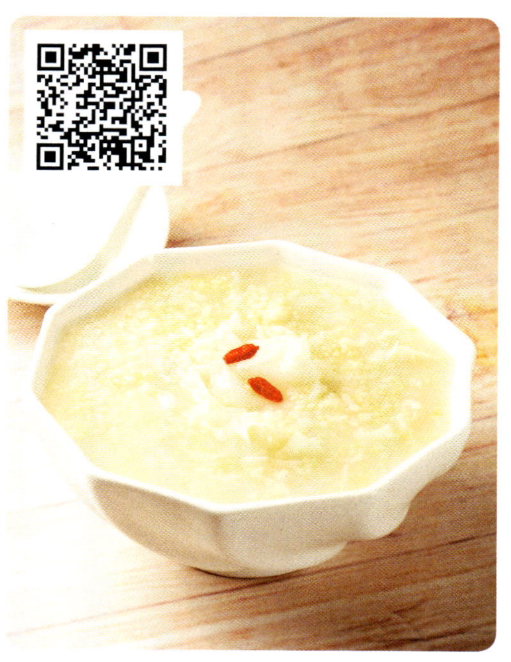

|材料| 水发小米120克，水发大米130克，水发银耳100克

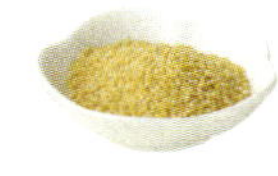
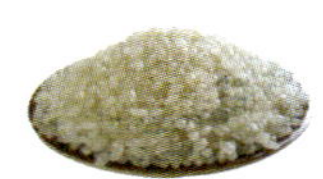
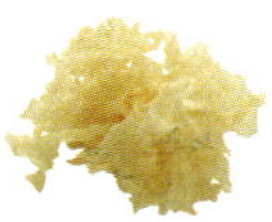

|做法|

①将洗好的银耳切去黄色根部，撕成小朵，备用。

②砂锅中注水烧开。倒入大米、小米、银耳，拌匀。烧开后用小火煮30分钟，至食材熟透。

③揭开盖，把煮好的粥盛出，装入汤碗中即成。

黄花菜鸡蛋汤

▶消炎生津、清热解毒

|材料| 水发黄花菜100克，鸡蛋50克，葱花少许

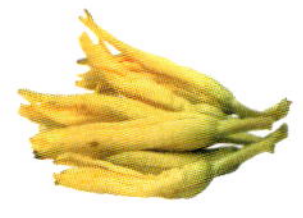
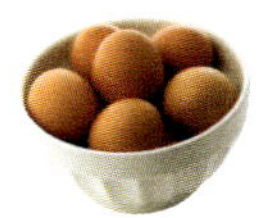
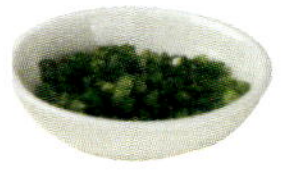

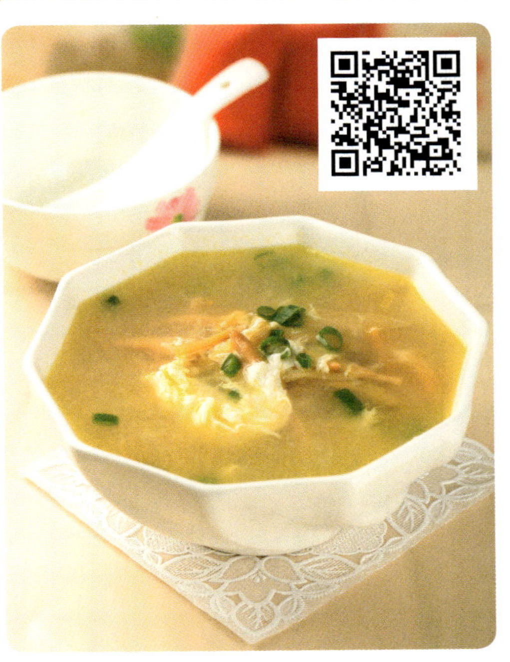

|调料| 盐3克，鸡粉2克，食用油适量

|做法|

①黄花菜切去根部。将鸡蛋打散、调匀。

②锅中注水烧开，加盐、鸡粉。放入黄花菜，淋入食用油，搅拌匀，用中火煮2分钟，至其熟软。倒入蛋液，边煮边搅拌，煮至液面浮出蛋花。

③关火后盛出煮好的鸡蛋汤，装入碗中，撒上葱花即成。

椰香西蓝花

▶抗菌消炎、润肺止咳

|材料| 西蓝花200克，草菇100克，香肠120克，牛奶、椰浆各50毫升，胡萝卜片、姜片、葱段各少许

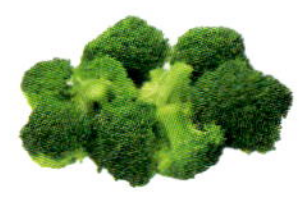
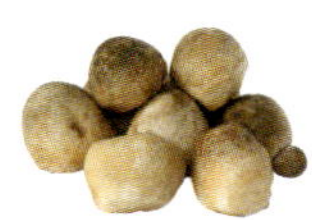
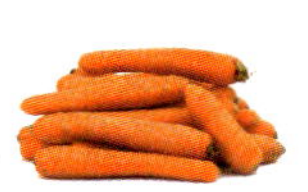

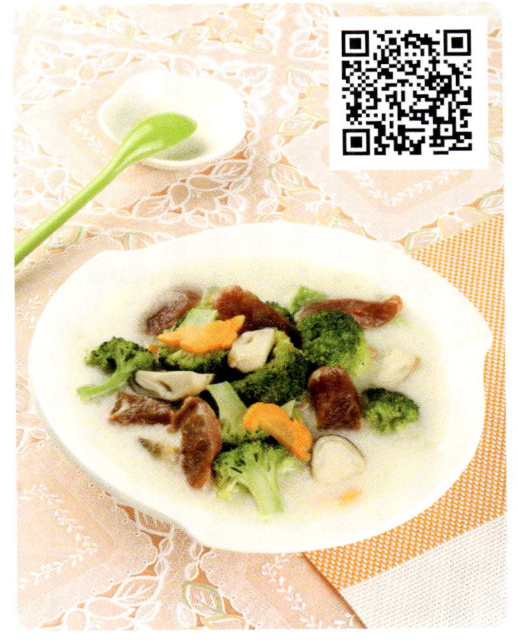

|调料| 盐3克，鸡粉2克，水淀粉、食用油各适量

|做法|

①西蓝花切小朵，草菇对半切开，分别汆水。香肠用斜刀切片。

②用油起锅，放胡萝卜、姜、葱爆香；放香肠翻炒；加水，放焯煮过的食材，倒入牛奶、椰浆，中火煮至汤汁沸腾后加盐、鸡粉、水淀粉，炒匀勾芡即成。

急性肠炎

JIXINGCHANGYAN

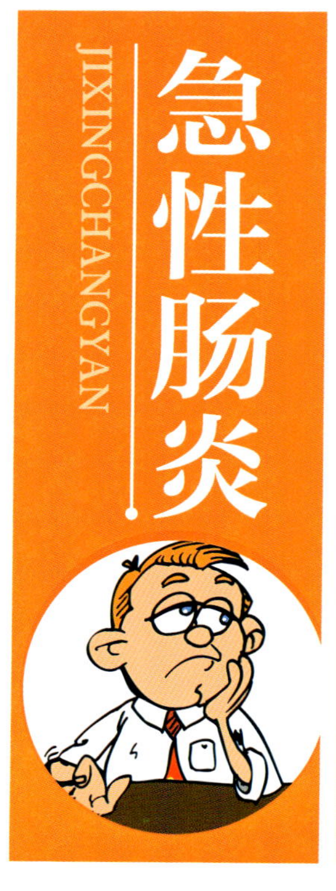

病症说明

急性肠炎患者多在夏秋季突然发病，起病急剧迅速，多在不洁饮食后数小时内发病。病人多表现为恶心、呕吐在先，继以腹泻，大便呈水样，深黄色或带绿色，秽臭，可伴有腹部阵发性绞痛、发热、全身酸痛等症状，严重者可出现脱水晕厥现象。

饮食宜忌

√**宜吃食物：**生姜、葱白、大蒜、胡椒、扁豆、荸荠、苋菜、马齿苋、绿豆、丝瓜、茶叶、金橘、柚子等。

✗**忌吃食物：**具有润肠通便功效的食物，如杏仁、香蕉等；烟、酒、辣椒等辛辣刺激性食物。

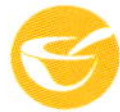

调养注意

①患者病后先要卧床休息，禁食12小时，以后逐渐进少量流食，慢慢恢复到正常饮食。②多饮水，适当饮用淡盐水。③腹泻严重伴脱水者，要及时给予静脉输液治疗。

石榴银耳莲子羹

▶清热解暑、生津止渴

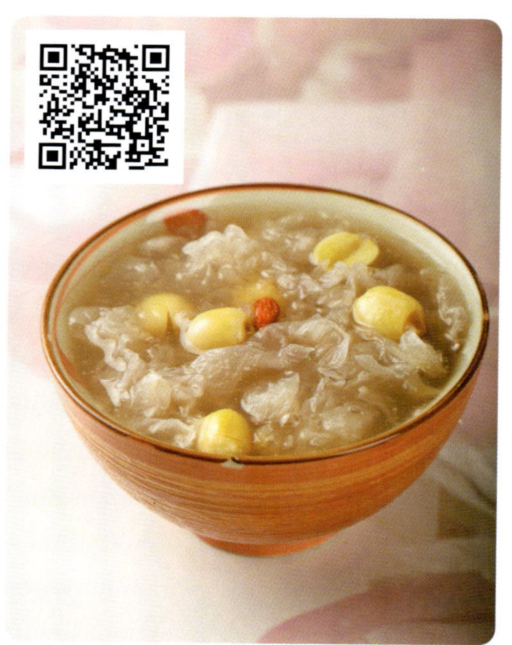

|材料| 石榴果肉120克，水发银耳150克，水发莲子80克

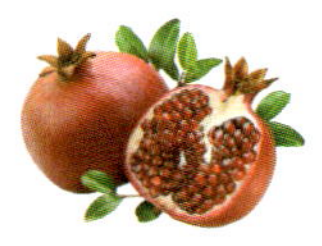

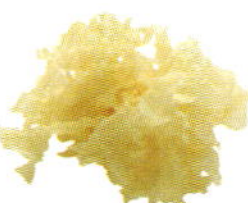

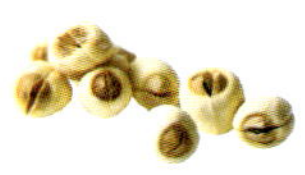

|调料| 白糖5克，水淀粉10毫升

|做法|

①将泡发洗好的银耳撕成小朵。

②取榨汁机，倒入石榴果肉，加矿泉水，榨取石榴汁，滤出，待用。

③砂锅中注水烧开，放入莲子、银耳，烧开后用小火炖至食材熟软。倒入石榴汁，拌匀，煮沸；加白糖，煮片刻至白糖溶化，淋入水淀粉，拌匀即成。

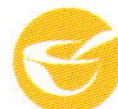

马齿苋绿豆汤

▶益气生津、补血养颜

|材料| 马齿苋90克，水发绿豆70克，水发薏米70克

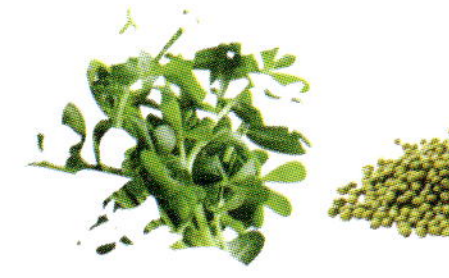
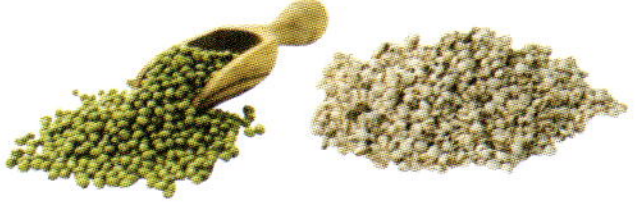
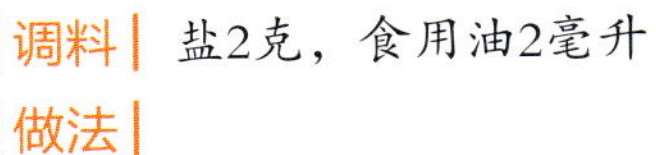

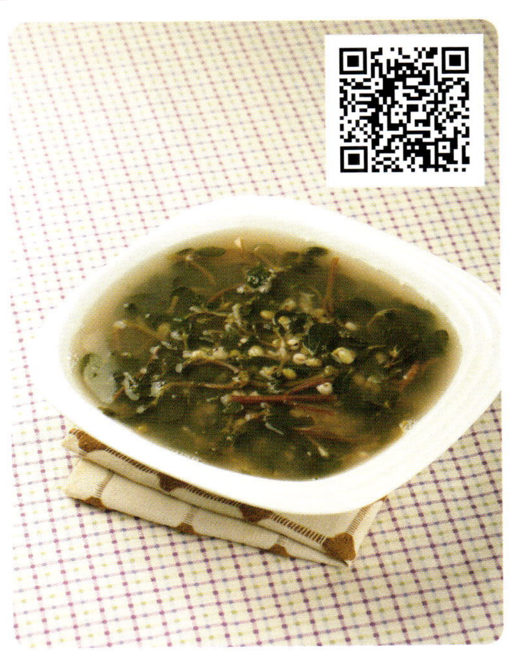

|调料| 盐2克，食用油2毫升

|做法|

①将洗净的马齿苋切成段。

②砂锅中注水烧开，倒入薏米、绿豆，烧开后用小火炖至熟软。

③放入马齿苋，搅匀，用小火煮10分钟，至食材熟透。

④放入食用油、盐，用锅勺拌匀调味即成。

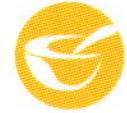

苹果胡萝卜泥

▶清热除烦、健胃消食

|材料| 苹果90克，胡萝卜120克

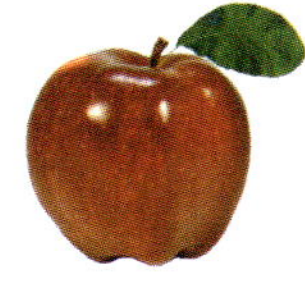
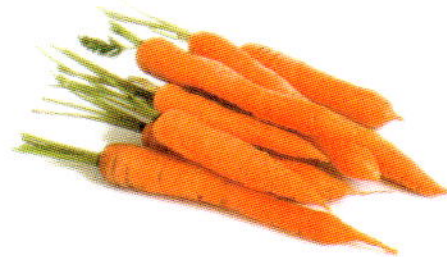

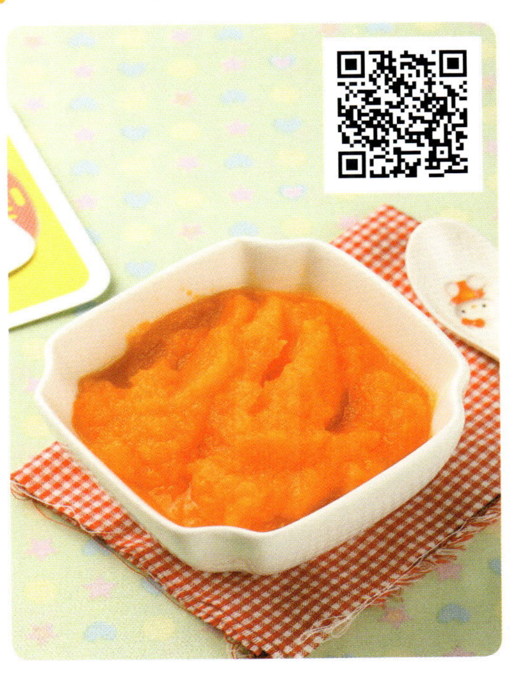

|调料| 白糖10克

|做法|

①将去皮洗净的苹果切成小块；洗好的胡萝卜切成丁。

②把苹果、胡萝卜分别装入盘中，放入烧开的蒸锅中，用中火蒸至熟，取出。

③取搅拌机，杯中放入蒸熟的胡萝卜、苹果，搅成果蔬泥即成。

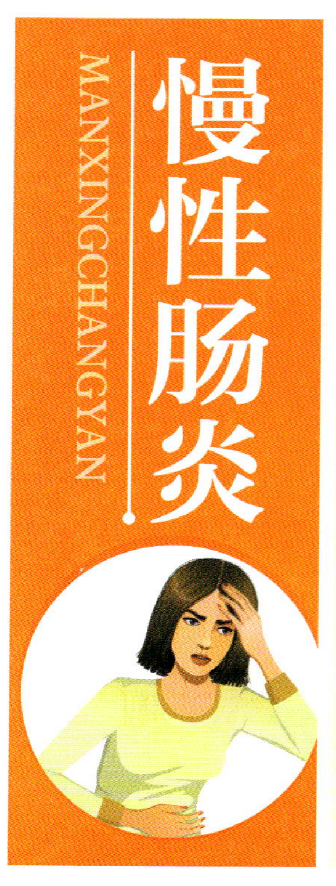

病症说明

慢性肠炎多由细菌、霉菌、病毒、原虫等微生物感染，亦可为过敏、变态反应等原因所致。慢性肠炎的临床表现为腹痛、腹泻及消化不良等症，重者可有黏液便或水样便。

饮食宜忌

√**宜吃食物：**乌鸡、猪肠、羊肉、鹌鹑、鲢鱼、粳米、薏米、扁豆、蚕豆、糯米、莲子、板栗、石榴、荔枝、乌梅、南瓜、柿子、苹果、大蒜、无花果、西瓜等。

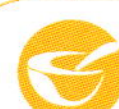

✗**忌吃食物：**油腻、滑肠性食物，如肥肉、香蕉等；烟、酒、辣椒等辛辣刺激性食物。

调养注意

①慢性肠炎患者在发作期和缓解期不能进食豆类及豆制品、麦类及面制品，以及易产气的食物。②注意个人卫生和环境卫生。③加强锻炼，增强体质。

苦瓜薏米排骨汤

▶利水健胃、清热解毒

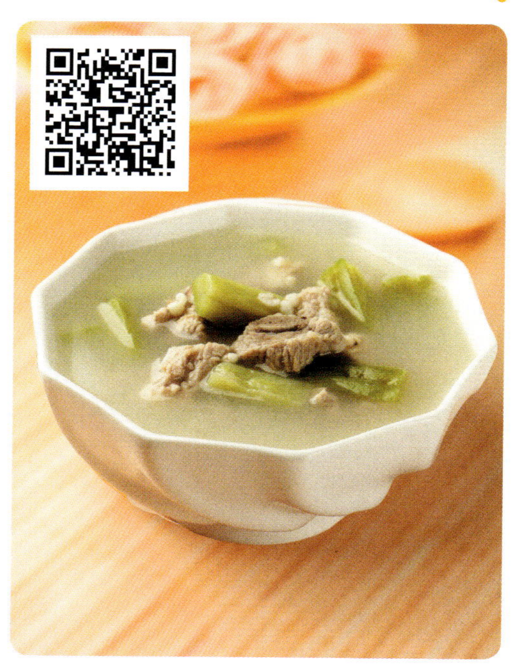

|材料| 排骨段200克，苦瓜100克，水发薏米90克，姜片10克

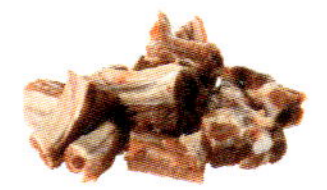
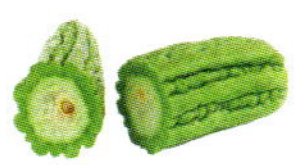
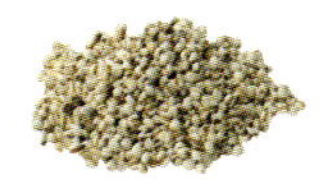

|调料| 盐、鸡粉各少许，料酒8毫升

|做法|

①将洗净的苦瓜去瓤，切小段。排骨段汆水。

②砂锅中注水烧开，放入排骨段、姜片、薏米、料酒，略微搅拌，煮沸后转小火煮至排骨七成熟。倒入苦瓜，续煮15分钟，至全部食材熟透。加盐、鸡粉搅匀调味，略煮片刻至汤汁入味即成。

小米山药甜粥

▶降压益气、保护肠胃

|材料| 水发小米230克，山药110克

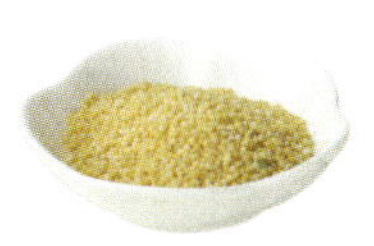
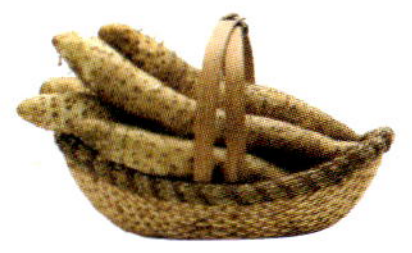

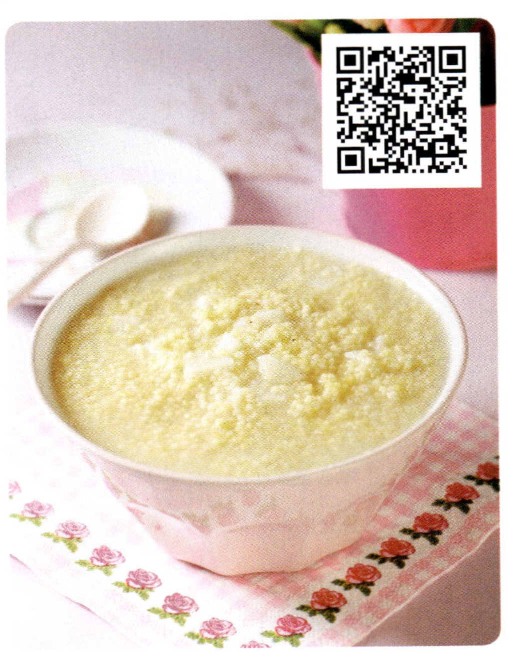

|调料| 白糖15克

|做法|

①将洗净去皮的山药切丁，备用。

②砂锅中注水烧开，倒入洗净的小米，煮开后转小火煮40分钟至小米熟软，倒入山药，用小火煮熟。

③加入适量白糖拌匀，盛出即可。

扁豆鸡丝

▶益气补血、抗菌消炎

|材料| 扁豆100克，鸡胸肉180克，红椒20克，姜片、蒜末、葱段各少许

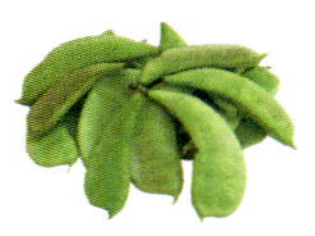
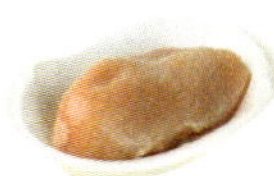
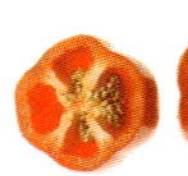
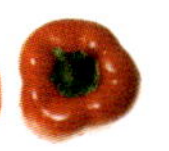

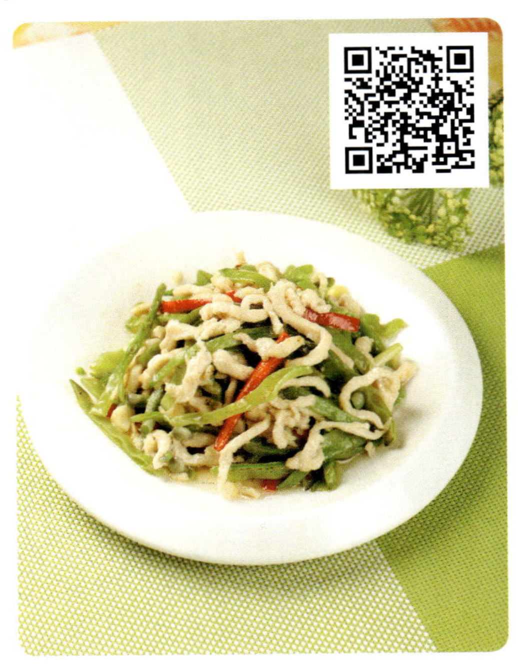

|调料| 料酒3毫升，盐、鸡粉、水淀粉、食用油各适量

|做法|

①扁豆和红椒切丝，汆水。鸡胸肉切丝，加入调味料，腌渍10分钟至入味。

②用油起锅，倒入姜、蒜、葱，爆香；倒入鸡肉丝，炒散，淋入料酒，翻炒至鸡肉丝变色；倒入扁豆和红椒，翻炒均匀；放盐、鸡粉、水淀粉，炒匀即成。

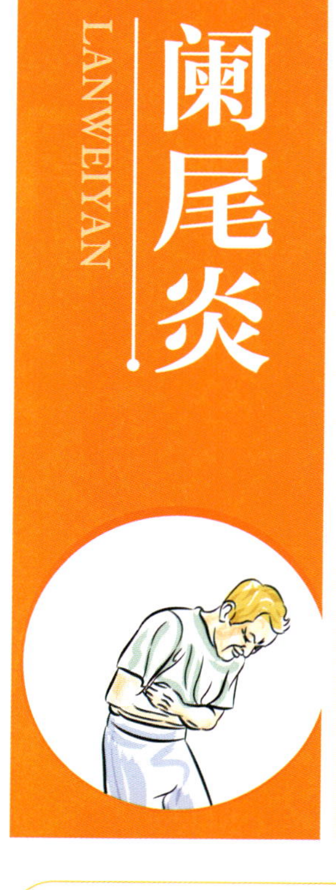

阑尾炎

LANWEIYAN

病症说明

阑尾炎是指阑尾由于多种因素而形成的炎性改变，为外科常见病，分为急性阑尾炎和慢性阑尾炎。急性阑尾炎的主要症状有转移性右下腹痛及阑尾点压痛、反跳痛、恶心、呕吐、食欲不振、腹胀、低热、便秘或腹泻等。慢性阑尾炎患者经常有下腹疼痛，部分患者仅有隐痛或不适感。

饮食宜忌

√**宜吃食物：**芹菜、白菜、莴笋、茭白、胡萝卜、白萝卜、红薯、紫薯、绿豆、豆芽、西红柿、冬瓜等。

✗**忌吃食物：**过于肥腻、辛辣刺激的食物，如肥肉、奶油、黄油、辣椒、芥末、姜、蒜、烈酒、浓咖啡、浓茶等。温热性质的动物肉如牛肉、羊肉也要少吃。

调养注意

①饮食清淡、有规律。②戒烟戒酒。③饭后不要剧烈运动。④适度锻炼，增强机体免疫力。

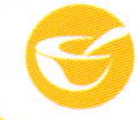

凉拌马齿苋

▶清热解毒、消肿止痛

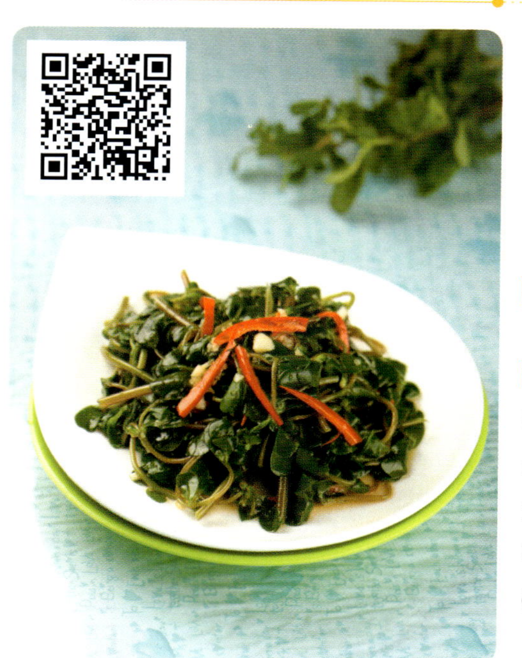

|材料| 马齿苋300克，蒜末15克

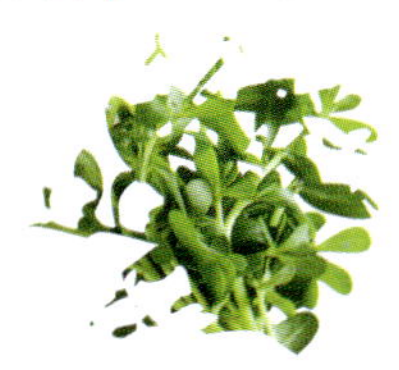
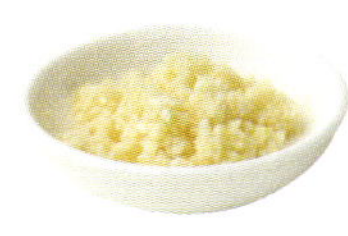

|调料| 盐3克，鸡粉2克，生抽3毫升，芝麻油各适量

|做法|

①将马齿苋汆水。

②把马齿苋倒入碗中。加入蒜末、盐、鸡粉、生抽、芝麻油。用筷子拌匀调味。

③将拌好的马齿苋盛出装盘即成。

黄芪茯苓薏米汤

▶养心润肺、利水消炎

|材料| 黄芪10克，茯苓12克，水发薏米60克

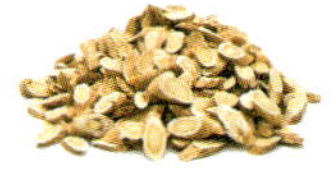
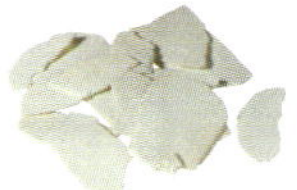
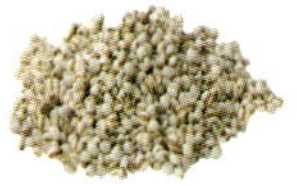

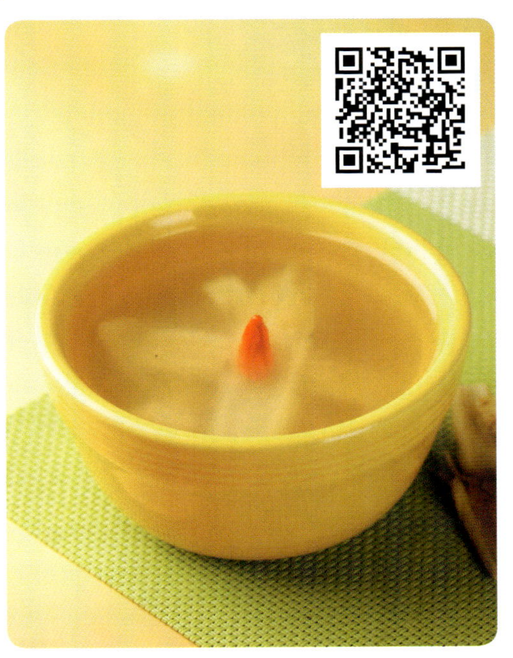

|调料| 白糖15克

|做法|

①砂锅中注水烧开。

②倒入洗净的黄芪、茯苓、薏米，烧开后用小火炖20分钟，至其析出有效成分。放入备好的白糖，拌匀，略煮片刻，至白糖溶化。

③关火后盛出煮好的汤料，装入碗中即成。

山药冬瓜汤

▶清热解毒、增强食欲

|材料| 山药100克，冬瓜200克，姜片、葱段各少许

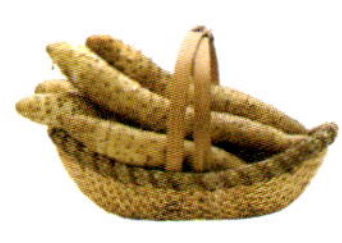
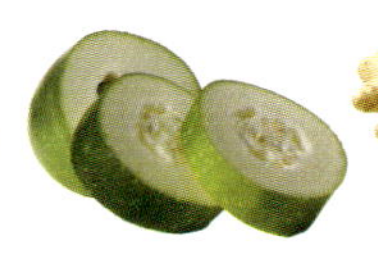
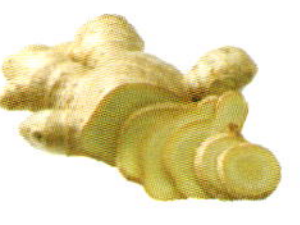

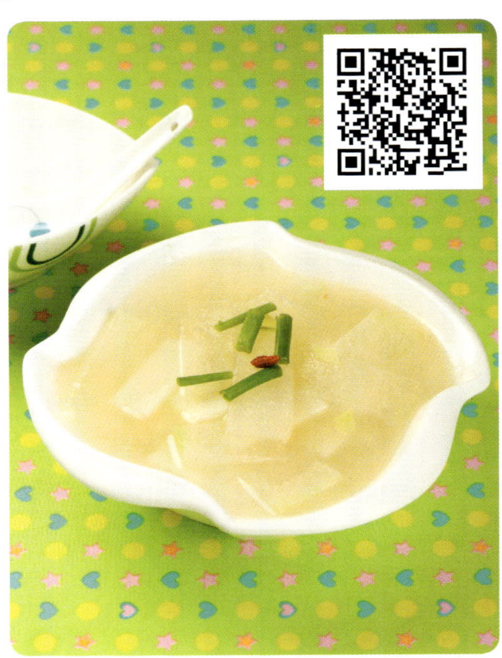

|调料| 盐2克，鸡粉2克，食用油适量

|做法|

①将洗净去皮的山药、冬瓜切成片。

②用油起锅，放入姜片，爆香；倒入冬瓜片，翻炒均匀，注水，放入山药片，烧开后用小火煮15分钟至食材熟透。

③放入盐、鸡粉，拌匀调味，放入葱段即成。

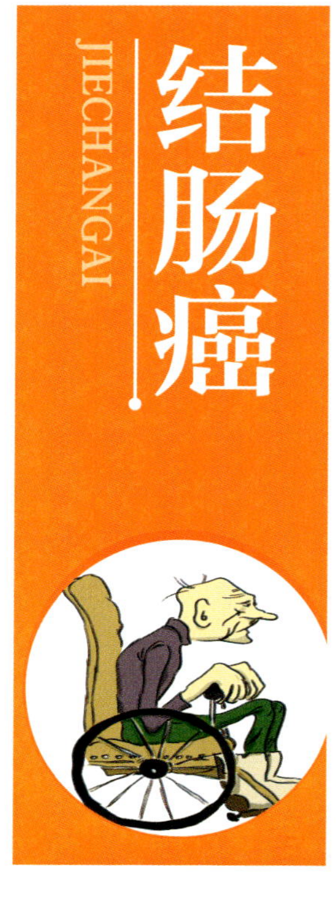

结肠癌

JIECHANGAI

病症说明

结肠癌多见于中老年人，早期症状多不明显，中晚期病人常见的症状有腹痛及消化道激惹症状，腹部肿块，排便习惯及粪便性状改变，贫血及慢性毒素吸收所致症状及肠梗阻、肠穿孔等。

饮食宜忌

√**宜吃食物：**油菜、西蓝花、茄子、西红柿、银耳、莲藕、菠菜、银鱼、海带、鳕鱼、石斑鱼、海蜇、羊肚、猪肠、鲢鱼、乌鸡、粳米、黑米、荔枝、龙眼等。

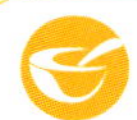

✗**忌吃食物：**干、硬食物，辣椒、花椒等辛辣刺激性食物，以及油炸、腌制食品。

调养注意

①饮食要富于营养而易于消化。②改变不良的饮食结构和饮食习惯。③养成定时排便的习惯。④树立战胜疾病的信心，保持乐观的情绪。

木耳炒百合

▶养心安神、润肠排毒

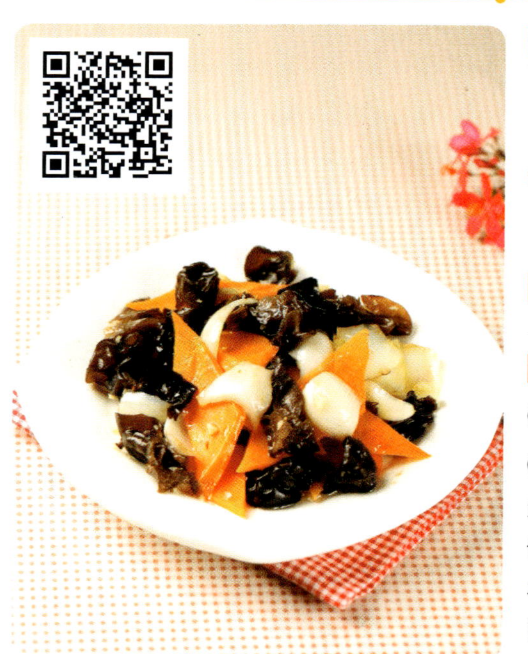

|材料| 水发木耳50克，鲜百合40克，胡萝卜70克，姜片、蒜末、葱段各少许

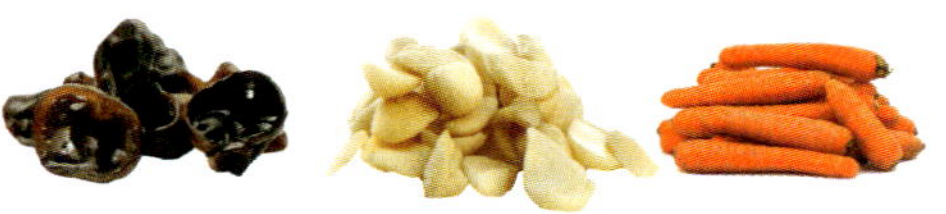

|调料| 盐3克，鸡粉2克，料酒3毫升，生抽4毫升，水淀粉、食用油各适量

|做法|

①胡萝卜切片，木耳切小块，分别氽水。

②用油起锅，放入姜片、蒜末、葱段，爆香。倒入百合，翻炒匀，淋入料酒，倒入焯煮好的食材，快速翻炒至全部食材熟透。加盐、鸡粉、生抽、水淀粉，翻炒至食材入味即成。

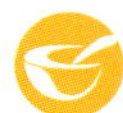

芸豆平菇牛肉汤

▶补虚益气、润肠降压

|材料| 牛肉120克，水发芸豆100克，平菇90克，姜丝、葱花各少许

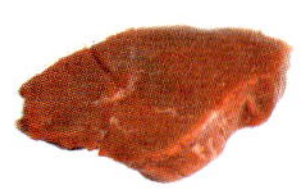
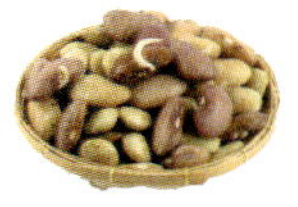
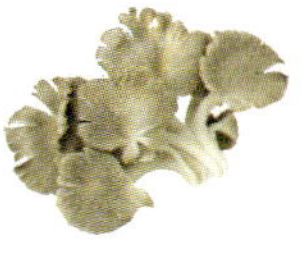

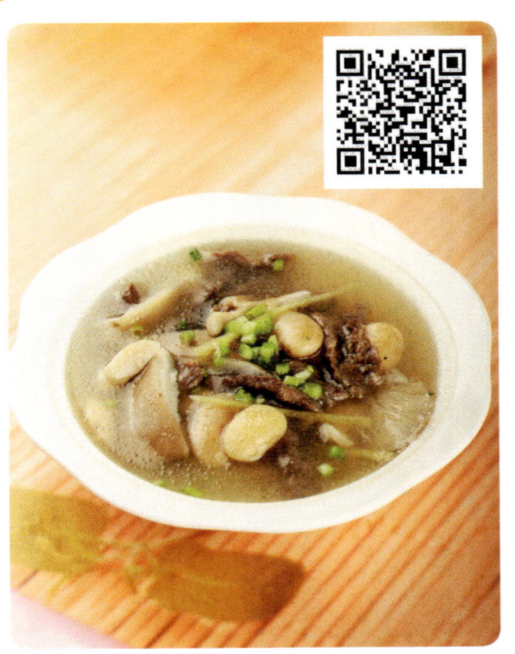

|调料| 盐3克，鸡粉2克，食粉少许，生抽3毫升，水淀粉、食用油各适量

|做法|

①平菇切小块；牛肉切片，加入调味料，腌渍约10分钟，至其入味。

②锅中注水烧开，倒入芸豆、姜丝，煮沸后用小火煮至芸豆变软，加盐、鸡粉、食用油、平菇，拌匀，用大火煮沸；放入牛肉片，煮至熟，撒上葱花即成。

菠菜银耳汤

▶开胃益中、健脾暖肝

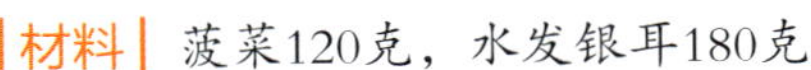

|材料| 菠菜120克，水发银耳180克

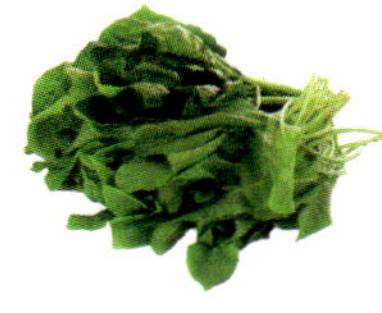
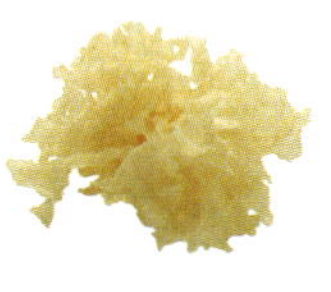

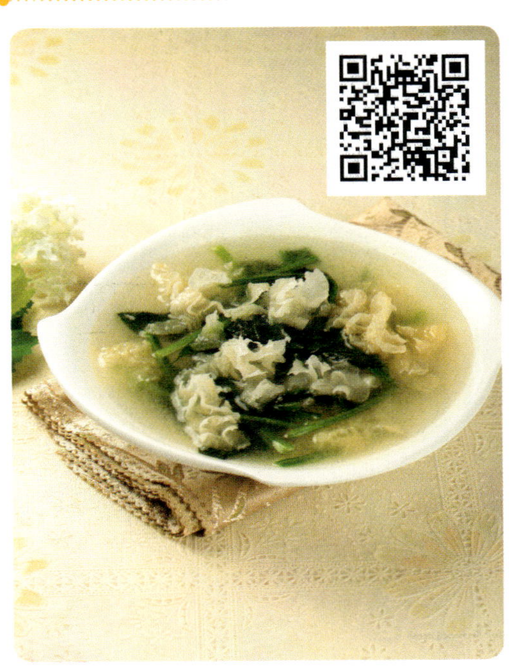

|调料| 盐2克，鸡粉2克，食用油适量

|做法|

①银耳洗净撕小朵；洗好的菠菜切段。

②锅中注水烧开，放入银耳，倒入适量食用油，用中火煮5分钟，至银耳熟软。

③加入盐、鸡粉，搅匀调味，放入菠菜，煮至熟软即成。

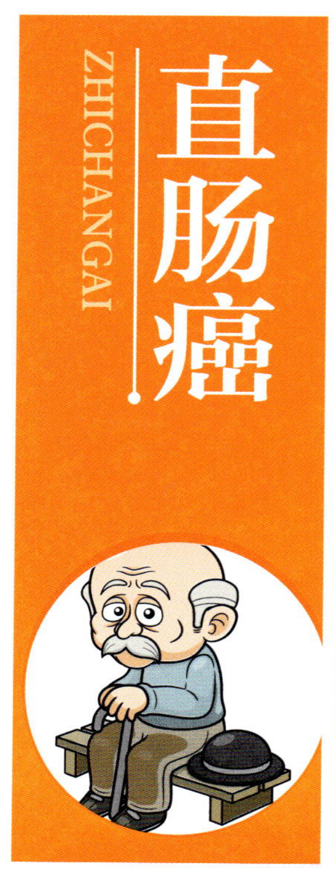

病症说明

直肠癌早期有排便习惯改变和便血症状，呈现便频、排便不尽感。便血量不多，颜色鲜红，常被误当作痔而忽视。当癌肿发展增大，浸润肠腔一周时出现便秘、排便困难、粪便变细，并伴有下腹胀痛不适等慢性梗阻症状，部分患者在此之前有腹泻与便秘交替的症状。

饮食宜忌

√**宜吃食物：**油菜、西蓝花、银耳、莲藕、菠菜、茄子、西红柿、海带、鳕鱼、石斑鱼、海蜇、鲢鱼、乌鸡、粳米、黑米、荔枝、牛奶、猕猴桃、酸奶等。

✗**忌吃食物：**辛辣刺激性食物以及油炸、腌制食品。

调养注意

①饮食要有营养、易于消化，多食用富含膳食纤维的食物。②调整不良的饮食结构和饮食习惯。③养成定时排便的习惯。④保持乐观情绪，树立战胜疾病的信心。

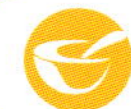

绿豆凉薯小米粥

▶清热解暑、防癌降压

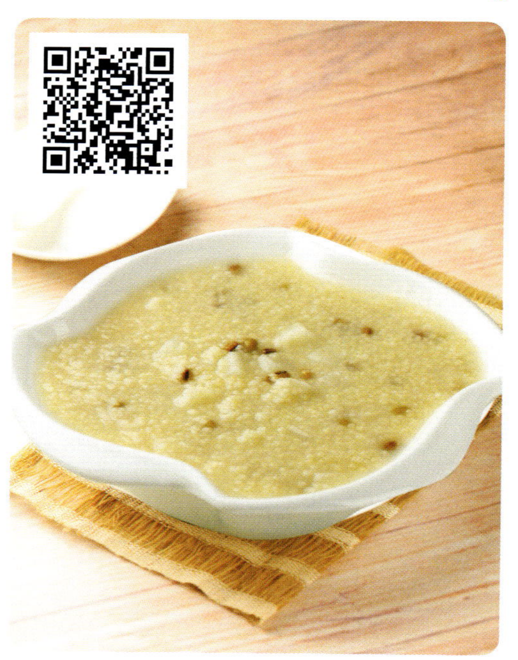

|材料| 水发绿豆100克，水发小米100克，凉薯200克

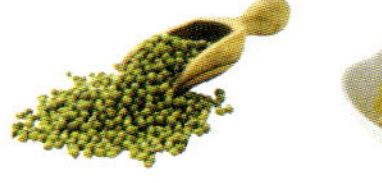
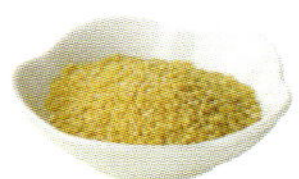
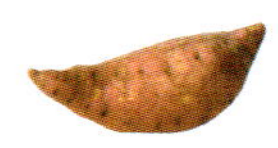

|调料| 盐2克

|做法|

①洗净去皮的凉薯切丁。

②砂锅中注水烧开，倒入绿豆、小米，烧开后用小火煮30分钟，至小米熟软。倒入凉薯，搅拌。小火再煮10分钟，至全部食材熟透。加盐，搅匀调味。

③将煮好的小米粥盛出，装入汤碗中即可食用。

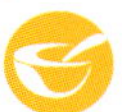

西蓝花土豆泥

▶易于消化、增强免疫力

|材料| 西蓝花50克，土豆180克

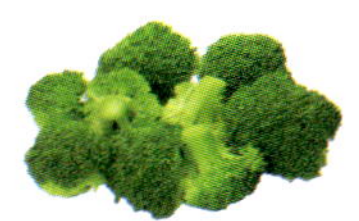

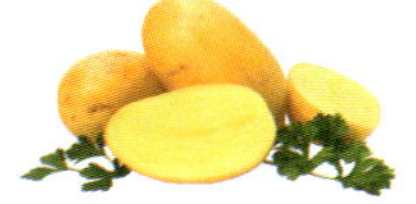

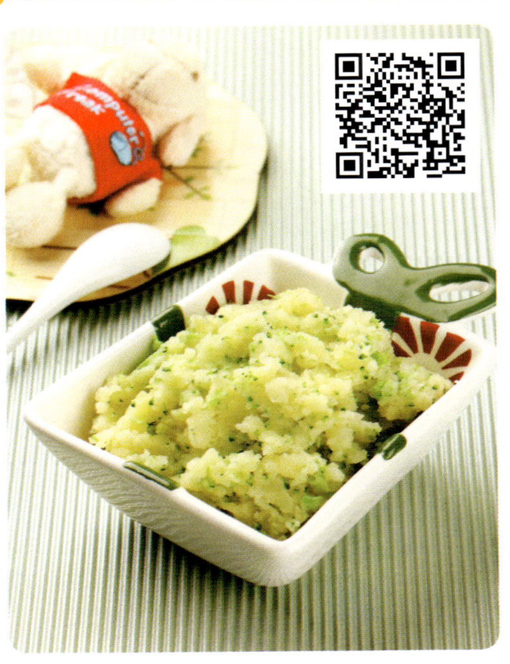

|调料| 盐少许

|做法|

①西蓝花煮熟；土豆切块，放入蒸锅中用中火蒸至其熟透；把煮熟的土豆块压碎，剁成泥；将西蓝花切碎，剁成末。

②取一个干净的大碗，倒入土豆泥，再放入西蓝花末，加入盐，用小勺子拌约1分钟至完全入味。

③将拌好的西蓝花土豆泥舀入另一个碗中即成。

黄瓜猕猴桃汁

▶美容养颜、排毒防癌

|材料| 黄瓜120克，猕猴桃150克

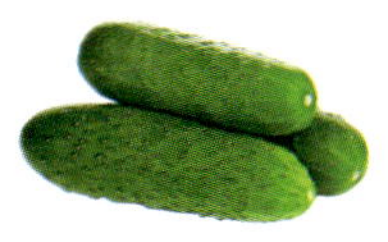

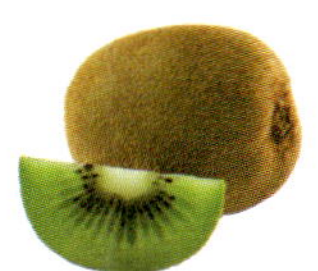

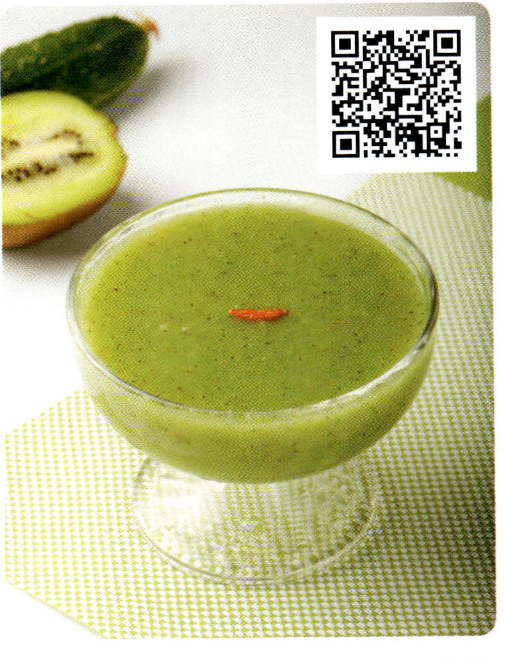

|调料| 蜂蜜15毫升

|做法|

①洗净的黄瓜切丁。猕猴桃切块。

②取榨汁机，将黄瓜、猕猴桃倒入搅拌杯中。加纯净水，选择“榨汁”功能，榨取蔬果汁。加入蜂蜜，搅拌片刻。

③揭盖，将榨好的蔬果汁倒入杯中即可食用。

肛裂

GANGLIE

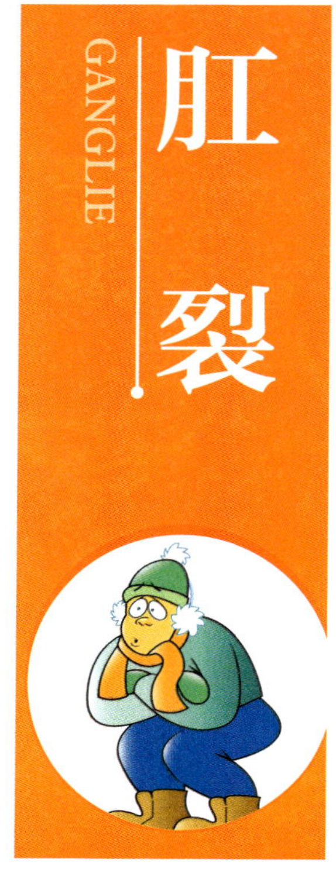

病症说明

肛裂是指肛管的皮肤全层纵行裂开并形成感染性溃疡，可分为早期肛裂和陈旧性肛裂。肛裂主要是由于阴虚或热结肠燥而导致大便秘结、排便困难，使肛门皮肤撑开裂伤，然后感染形成的慢性溃疡。肛裂的主要症状为肛门周期性疼痛、便秘、裂口出血。

饮食宜忌

√**宜吃食物：**蔬菜、水果、豆类、奶类等含粗纤维的食品，如苦瓜、茄子、荸荠、银耳、桑葚、葡萄等。

✗**忌吃食物：**辣椒、花椒等辛辣刺激性食物，烟、酒、咖啡及烧烤、煎炸类食物。

调养注意

①多喝水，促进排便。②养成及时排便的习惯，排便时不宜太过用力，以免伤口加重裂开。③避免久坐或久蹲，适当运动。

山楂黄精糙米饭

▶润肠排毒、健胃消食

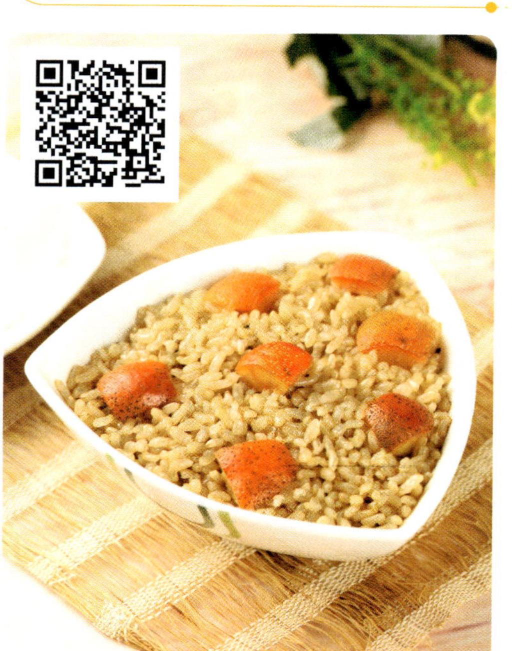

|材料| 水发大米、水发糙米各90克，山楂50克，黄精6克

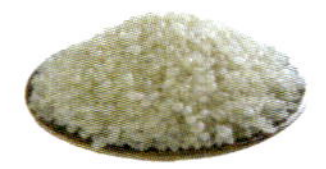
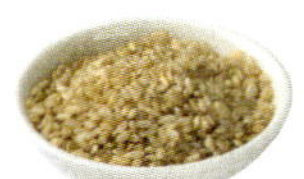
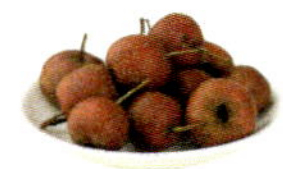

|做法|

①山楂切开，去除果核。黄精切小块。

②砂锅中注水烧开，放入黄精，煮沸后用小火煮20分钟，至药材析出有效成分；滤取汁水，装入碗中，加入糙米、大米，搅匀，倒入蒸碗中摊匀铺平，撒上山楂；蒸锅上火烧开，放入蒸碗，用中火蒸至米粒熟软即成。

荷叶丹参山楂茶

▶活血祛瘀、排脓止痛

|材料| 荷叶10克，丹参15克，三七10克，干山楂20克

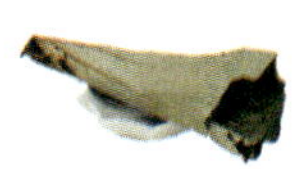
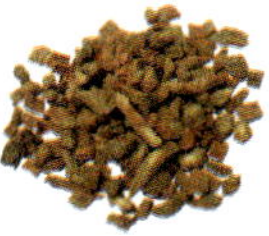
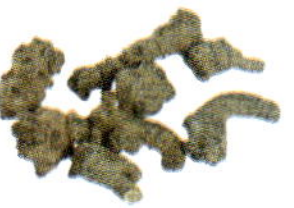

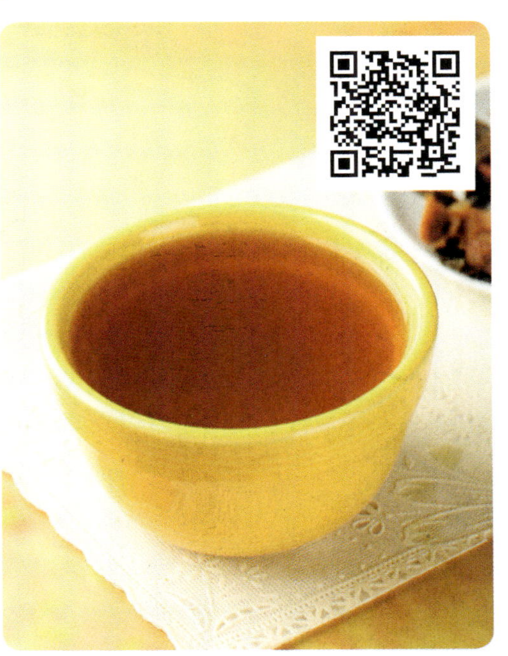

|做法|

①砂锅中注水烧开。

②倒入备好的药材，搅拌均匀，用小火煮20分钟，至药材析出有效成分。

③搅拌片刻，将煮好的药茶盛出，滤入杯中，待稍微放凉即可饮用。

山楂菊花茶

▶清热祛火、润肠通便

|材料| 鲜山楂90克，干菊花15克

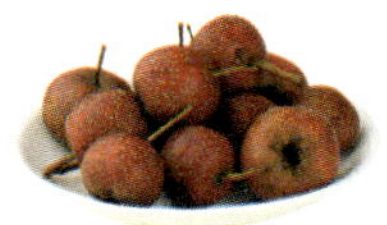
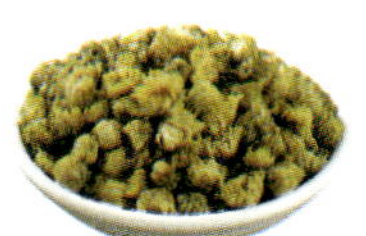

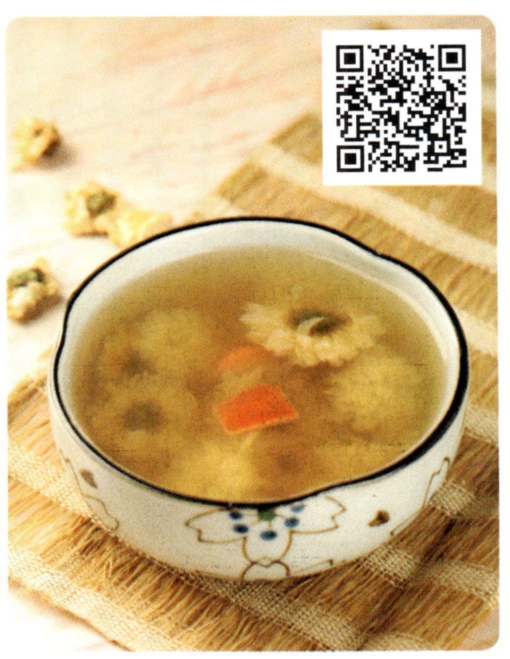

|做法|

①将洗净的山楂去除果核，把果肉切成小块。

②砂锅中注水烧开。倒入干菊花、山楂，搅拌匀，煮沸后用小火炖煮约10分钟，至食材析出营养物质。转大火，略微搅拌一会儿。

③盛出菊花茶，装入汤碗中即成。

脱肛

TUOGANG

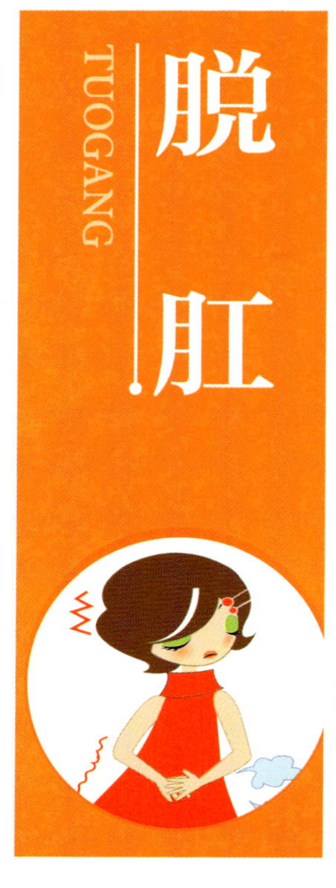

病症说明

脱肛是指直肠黏膜、全部直肠及部分乙状结肠、肛管向下移位而脱出肛外的疾病。脱肛早期，大便后有异物从肛门脱出，便后会自行回复，渐渐不能回复需要用手回纳，日久直肠和部分乙状结肠脱出，常伴有大便不尽、不畅，下腹部坠痛，腰部和腹股沟有沉重感，若直肠黏膜长期暴露在外，易引发红肿、糜烂等症状。

饮食宜忌

√**宜吃食物：**猪肠、猪腰、猪肚、鸡蛋、鸡肉、羊肉、鹌鹑、羊肚、粳米、韭菜、绿豆、丝瓜、马齿苋等。

✗**忌吃食物：**辣椒、花椒、酒、烟、咖啡等辛辣刺激性食物，以及会导致滑肠泄泻的食物。

调养注意

①饮食清淡，多吃些补益类的食物。②忌食烟酒和辛辣刺激性食物。③避免过重的体力劳动，多注意休息。

杜仲猪腰汤

▶健肾补腰、和肾理气

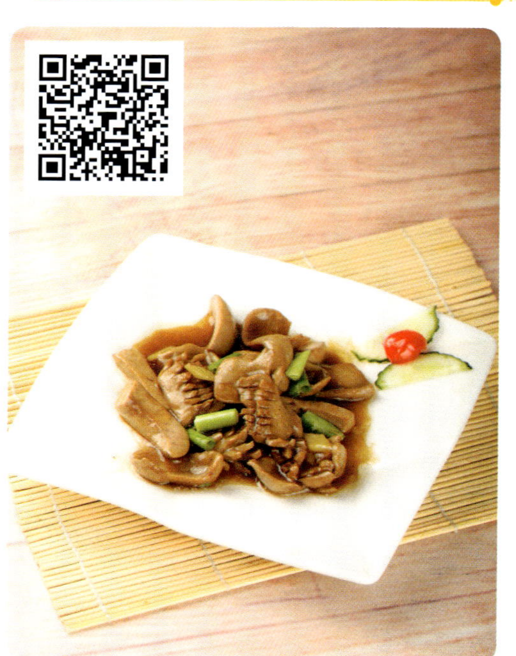

|材料| 杜仲10克，猪腰花片200克，姜片、葱段各少许

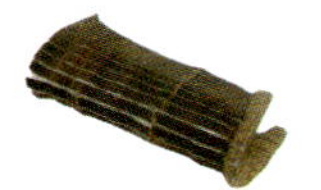
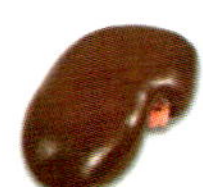
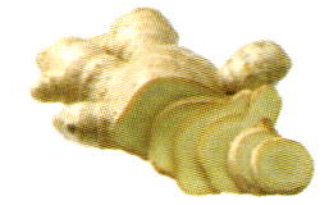

|调料| 料酒16毫升，盐2克，鸡粉2克，生抽4毫升，水淀粉4毫升，食用油适量

|做法|

①砂锅中注水，加杜仲，煮至沸腾，滤出药汁。猪腰汆水。

②用油起锅，放入姜片，爆香。倒入猪腰，略炒片刻。淋料酒，炒匀。倒入药汁，放盐、鸡粉、生抽、水淀粉，搅拌片刻，最后撒上葱段即成。

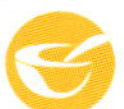

党参猪肚汤

▶开胃消食、补虚健脾

|材料| 猪肚块400克，淮山30克，姜片20克，党参、红枣各15克

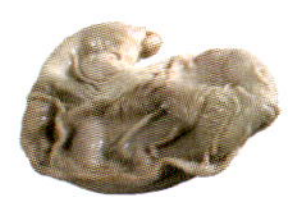
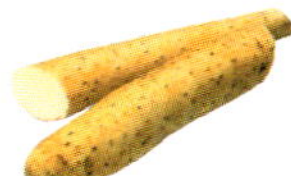
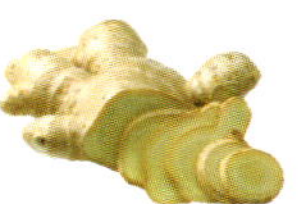

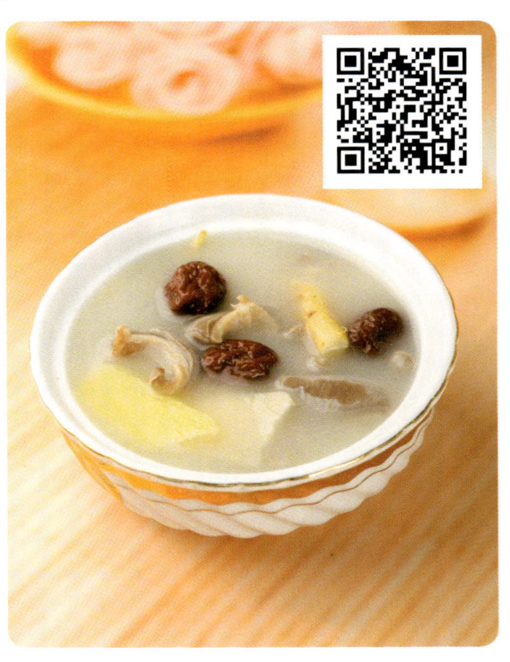

|调料| 盐2克，鸡粉、胡椒粉各少许，料酒12毫升

|做法|

①猪肚块汆水。

②砂锅中注水烧开，倒入猪肚块。放姜片、淮山、党参、红枣、料酒，烧开后用小火煮约60分钟，至食材熟透。加鸡粉、盐、胡椒粉拌匀调味，转中火续煮至汤汁入味即成。

核桃仁黑豆浆

▶降压益气、补虚护肾

|材料| 水发黑豆100克，核桃仁40克

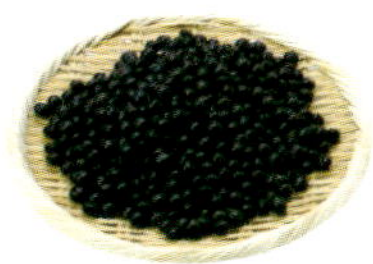
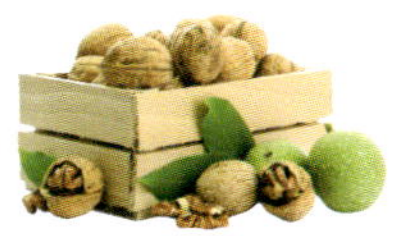

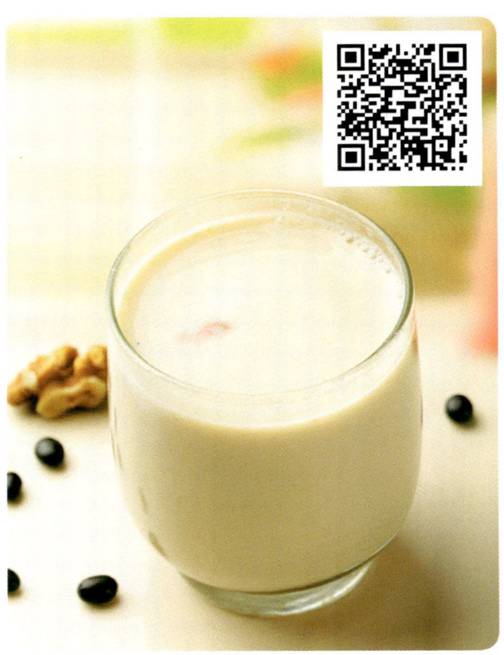

|调料| 白糖5克

|做法|

①取榨汁机，倒入黑豆和矿泉水，榨出汁水，滤去豆渣，将豆汁装入碗中；取榨汁机，倒入豆汁，加入核桃仁，选择“榨汁”功能，成生豆浆。

②砂锅中倒入生豆浆，置于大火上烧热，大火煮至汁水沸腾；加白糖，续煮至白糖溶化，掠去浮沫即成。

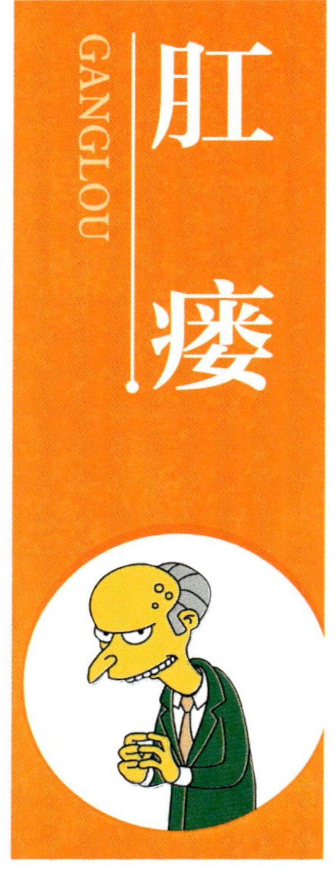

肛瘘

GANGLOU

病症说明

肛瘘是指肛周脓肿溃破后脓液不能流出，日久形成瘘管，导致肛瘘，临床表现为肛周疼痛、外口流脓、肛门瘙痒等症状。

饮食宜忌

√**宜吃食物：**鸭肉、干贝、甲鱼、蕨菜、马蹄、苦瓜、黄瓜、马齿苋、苋菜、芹菜、油菜、西红柿、银耳、猕猴桃、火龙果、西瓜、火龙果、桑葚等。

✗**忌吃食物：**肥肉、羊肉、狗肉、胡椒等燥热性食物，烟、酒、咖啡、辣椒等辛辣刺激性食物，虾蟹等发物。

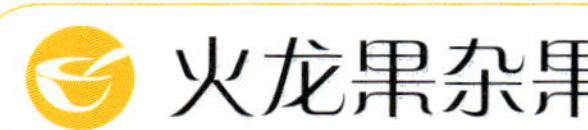

调养注意

①饮食宜清淡，多吃含有纤维素的新鲜蔬菜、水果，少吃辛辣、肥甘的食物。②患者要保持肛门清洁及大便通畅，排便后要清洗肛门伤口。③积极治疗相关病变，如肛窦炎、直肠炎等。

火龙果杂果茶

▶消炎止痛、健胃消食

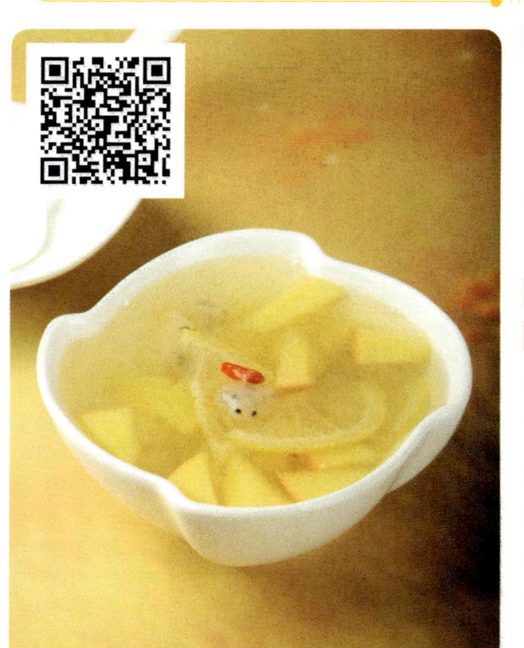

|材料| 火龙果110克，雪梨100克，橙子95克，菠萝肉、苹果各90克，柠檬60克

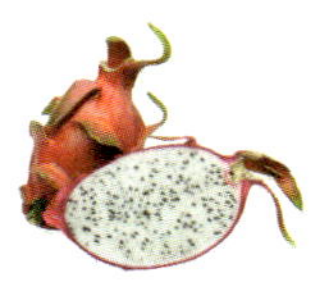
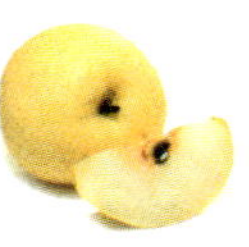
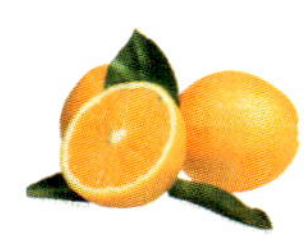

|调料| 白糖6克

|做法|

①苹果、火龙果、雪梨、菠萝肉、橙子切小块，柠檬切薄片。

②砂锅中注水烧开，放入切好的材料，搅拌，使食材散开。烧开后用小火煮约4分钟，至食材熟软。加入白糖，搅拌匀。转中火略煮片刻，至糖分溶化。

③盛出煮好的甜汤，装入汤碗中即成。

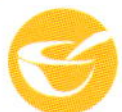

芹菜拌海带丝

▶保护肠胃、清热解毒

|材料| 水发海带100克，芹菜梗85克，胡萝卜35克

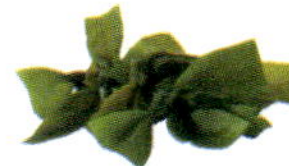 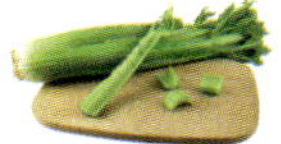 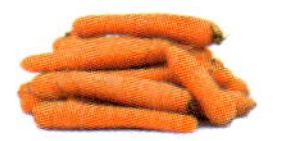

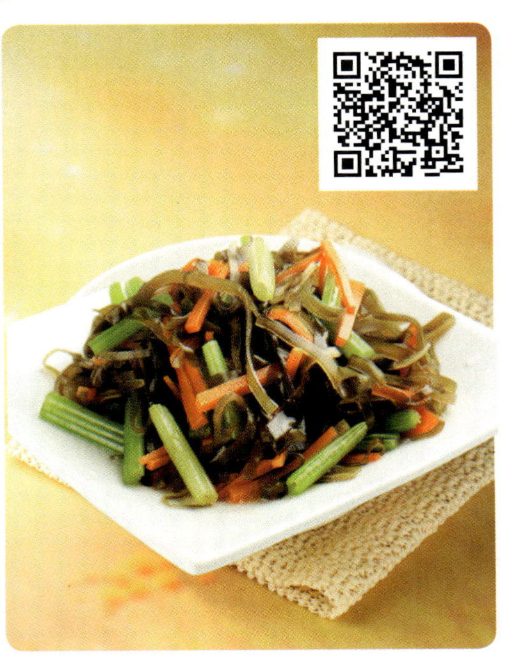

|调料| 盐3克，芝麻油5毫升，凉拌醋10毫升，食用油少许

|做法|

①芹菜梗切小段；胡萝卜切丝；海带切粗丝；分别汆水，捞出。

②把焯煮过的食材装入碗中，加入适量盐，倒入少许凉拌醋，淋入适量芝麻油，搅拌一会儿，至食材入味即成。

山药知母雪梨粥

▶养颜润肺、消炎止痛

|材料| 山药220克，雪梨200克，水发大米150克，知母10克

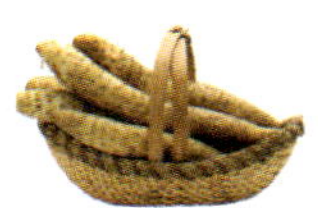 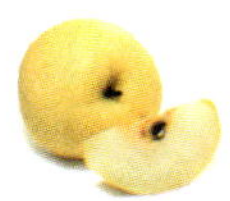 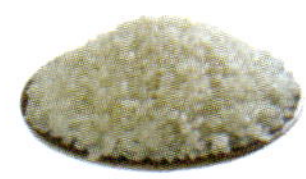

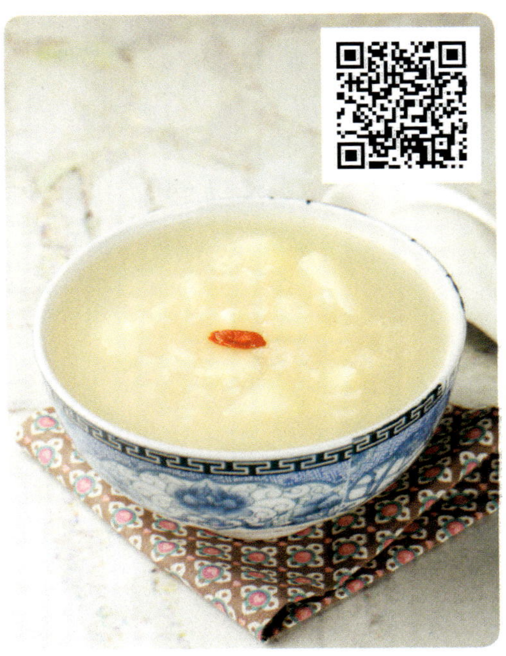

|调料| 冰糖30克

|做法|

①雪梨切小块，山药切丁，备用。

②砂锅注水烧开，放入知母，用小火煲煮15分钟，至其析出有效成分。拣出药材，倒入大米，煮沸后转小火煲煮约30分钟，至米粒熟软。倒入山药丁、雪梨块，搅拌，用小火续煮至材料熟透。加冰糖，转中火略煮至糖分溶化即成。

慢性腹泻

MANXINGFUXIE

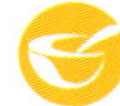

病症说明

腹泻是指排便次数比平日明显增多，粪质稀薄，每日排粪量超过200克，或含有未消化的食物或脓血。慢性腹泻指病程在两个月以上的腹泻或间歇期在2至4周内的复发性腹泻。慢性腹泻的主要症状有大便次数增多，便稀，甚至带脓血，持续两个月以上，因病因不同而伴有腹痛、发热、消瘦、腹部肿块或消化性溃疡等。

饮食宜忌

√**宜吃食物：**低脂肪、高蛋白、易于消化的食物，以及健脾止泻的食物，如牛肉、薏仁、山药、大枣、栗子等。

✗**忌吃食物：**生冷、油腻、辛辣刺激、不易消化的坚硬食物和含有粗纤维多的食物。

调养注意

①饮食清淡、有规律。②注意补充水分，脱水严重时要补充淡盐水。③注意保暖。④养成良好的卫生习惯。

红豆薏米饭

▶补血益气、健脾止泻

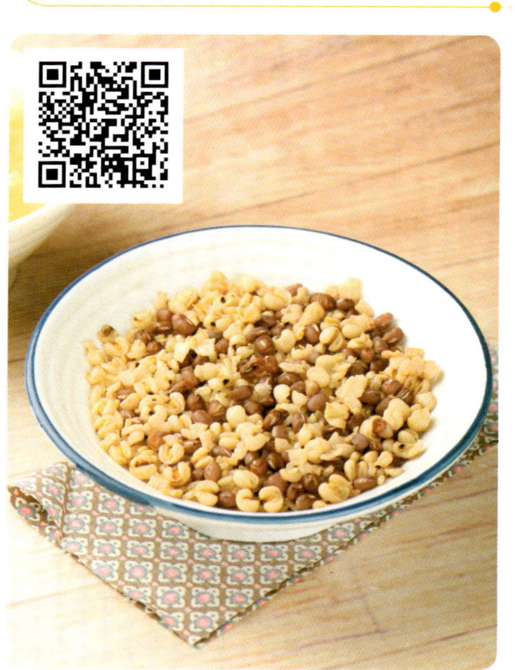

|材料| 水发红豆100克，水发糙米90克，水发薏米90克

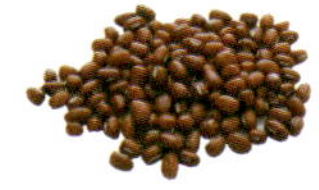
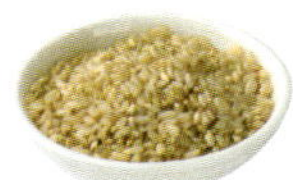
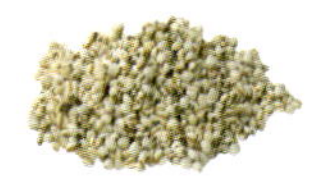

|做法|

①把洗好的糙米装入碗中。放入洗净的薏米、红豆，搅拌匀。

②在碗中注水。将装有食材的碗放入烧开的蒸锅中，用中火蒸30分钟，至食材熟透。

③揭开盖，取出蒸好的红豆薏米饭即成。

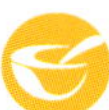

核桃黑豆煮甜酒

▶护肾健脑、益气健脾

|材料| 水发黑豆120克，核桃仁30克，甜酒300毫升

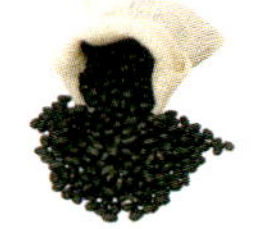
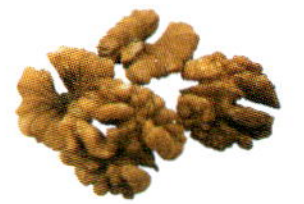
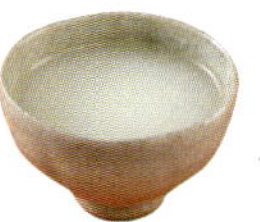

|做法|

①烧热炒锅，倒入核桃仁，用中小火炒出香味。

②砂锅中注水烧开，放入黑豆、甜酒、核桃仁，烧开后用小火炖煮约30分钟，至食材熟透。

③关火后盛出煮好的甜酒装入碗中，稍稍冷却后食用即可。

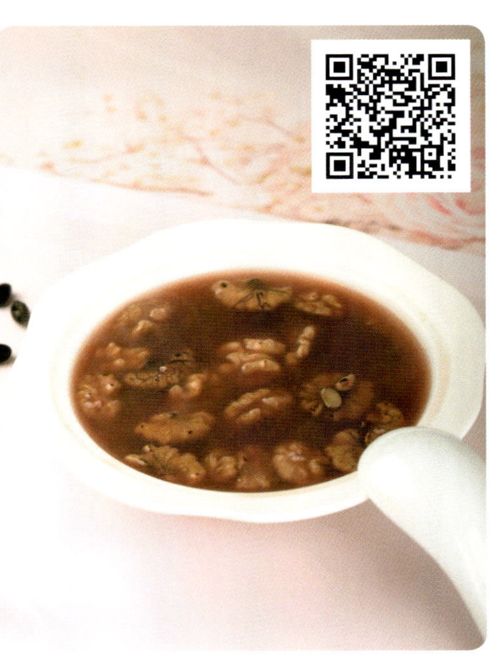

山药玉米粥

健脾益胃、止泻补肾

|材料| 山药90克，水发大米100克，枸杞10克，鲜玉米粒120克，白果70克

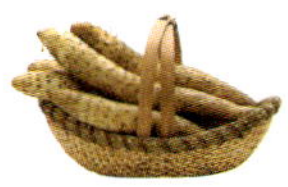
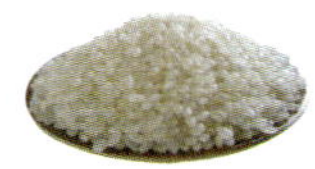
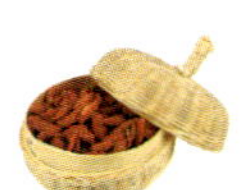

|调料| 盐2克

|做法|

①洗净去皮的山药切成丁。

②砂锅中注水烧开，倒入洗好的大米，放入山药丁，倒入洗净的玉米粒、白果，用大火烧开后转小火煮30分钟，至大米熟软。

③放入洗好的枸杞，用小火续煮5分钟，至全部食材熟透，加盐调味即成。

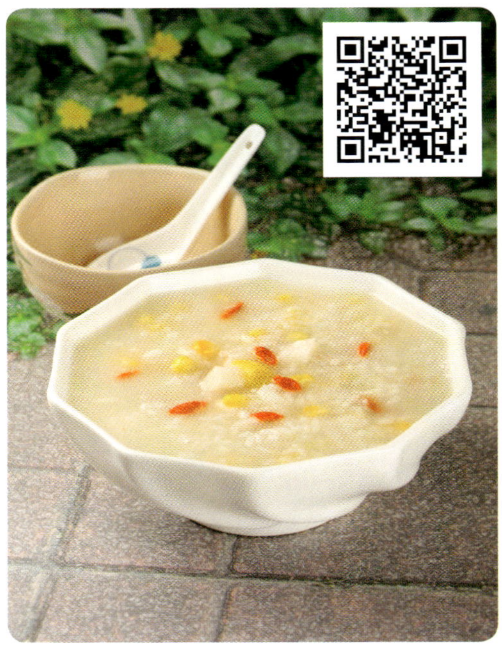

核桃木耳粥

▶补中益气、保护肠胃

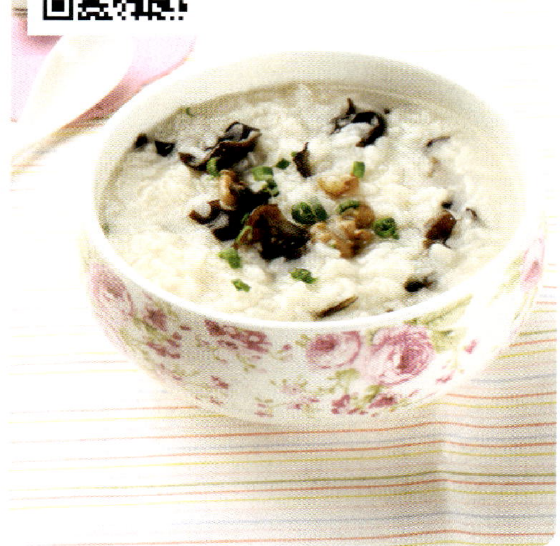

|材料| 大米200克，水发木耳45克，核桃仁20克，葱花少许

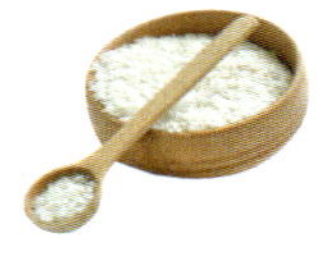
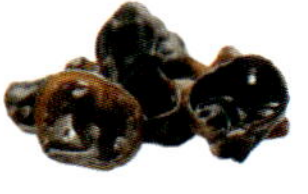
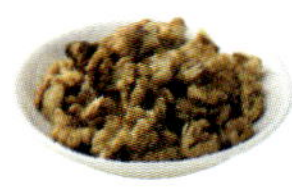

|调料| 盐2克，鸡粉2克，食用油适量

|做法|

①木耳切小块。

②砂锅中注水烧开，倒入泡发好的大米，拌匀。放入木耳、核桃仁，加少许食用油，搅拌匀。用小火煲30分钟，至大米熟烂，加入盐、鸡粉，拌匀调味。

③将煮好的粥盛出，装入碗中，撒上葱花即成。

金樱子芡实羊肉汤

▶健脾止泻、益气护肾

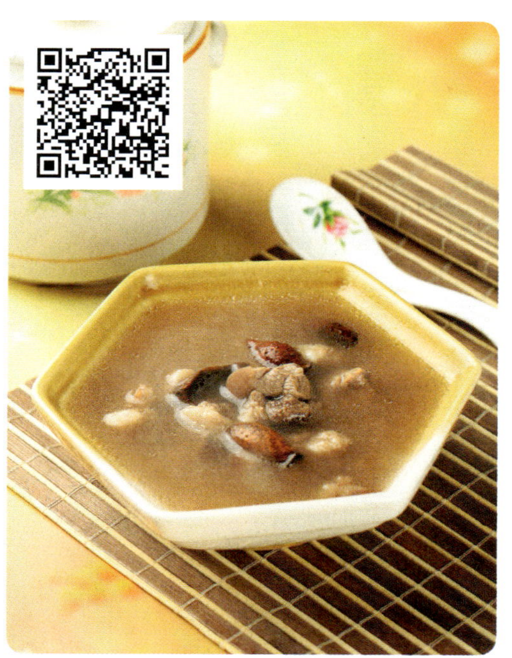

|材料| 羊肉300克，金樱子20克，芡实30克，姜片20克

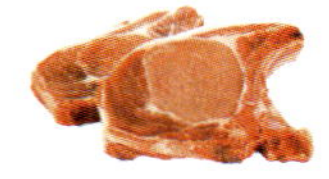
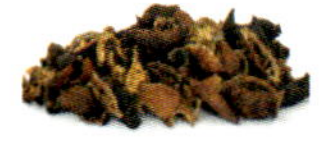
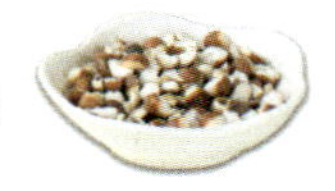

|调料| 料酒20毫升，盐3克，鸡粉3克

|做法|

①羊肉切丁，汆水。

②砂锅中注水烧开，放姜片、芡实、金樱子、羊肉、料酒，烧开后用小火炖煮90分钟至羊肉熟透。加盐、鸡粉拌匀，略煮片刻至食材入味。

③关火后盛出煮好的汤料，装入碗中即可食用。

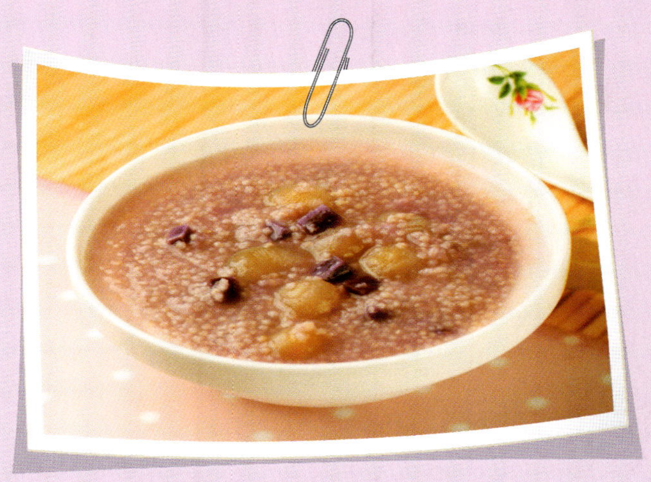

Part 3

31种最养肠胃的食物健康吃法

我们每天吃什么、怎么吃，都与我们的肠胃健康息息相关。那么怎样吃才能轻松拥有健康的肠胃呢?

在本章中，我们收集了31种最养肠胃的食材，包括肉禽、水产、粮豆、蛋奶、蔬菜和水果。我们对每一种食材进行了深入的剖析，分别介绍其养护肠胃的作用，并提出了一些非常实用的食用建议。每种食材还配有几个养护肠胃的简单菜例供您参考。

希望您能够养好肠胃，吃出健康。

土豆

【TUDOU】

——促进脂肪代谢、肠道畅通

调养原理

土豆含有丰富的膳食纤维，能促进脂肪代谢、肠道畅通。常吃土豆对治疗消化不良、食欲不振具有明显的功效，还能缓解便秘。

最佳组合

土豆+豇豆 ▶ 可消除胸膈胀满，防治急性肠胃炎

土豆+牛肉 ▶ 可提高人体对铁质的吸收率，预防贫血

食用建议

①外皮长芽的土豆不宜吃。

②切好的土豆丝或土豆片不能长时间浸泡在水里，泡太久会让土豆中的水溶性维生素流失。

③土豆忌与石榴、香蕉、柿子同食，会引起肠胃不适。

④习惯性便秘者、急性肠炎者、皮肤湿疹患者、心脑血管疾病患者可常食土豆。

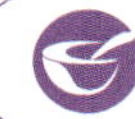

土豆炖牛腩

▶和胃调中、健脾利湿

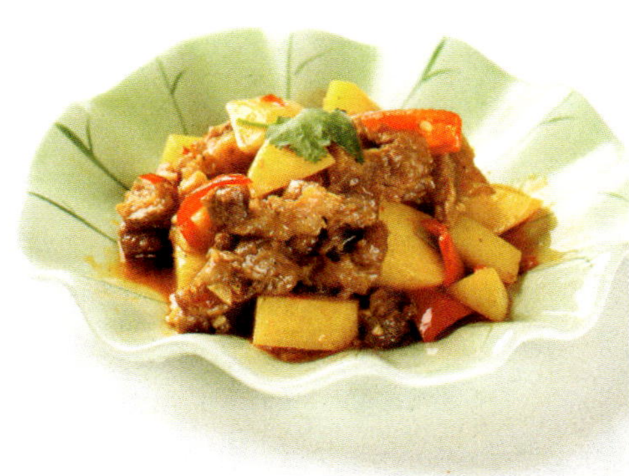

|材料| 熟牛腩100克，土豆120克，红椒30克，蒜末、姜片、葱段各少许

|调料| 盐3克，鸡粉2克，料酒4毫升，豆瓣酱10克，生抽10毫升，水淀粉4毫升，食用油适量

|做法|

①土豆切成条，改切成丁。洗净的红椒对半切开，去子，切成小块。将熟牛腩切成块。

②用油起锅，倒入姜片、蒜末、葱段，爆香；放入切好的牛腩，炒匀；加入料酒、豆瓣酱、生抽，炒匀提味。

③锅中加水，倒入土豆丁，加入盐、鸡粉，搅拌匀，用小火炖15分钟；放入红椒块，搅拌匀；倒入水淀粉搅拌匀即成。

肉末南瓜土豆泥

▶健脾润肠、护肝养肝

|材料| 南瓜300克，土豆300克，肉末120克，葱花少许

|调料| 料酒8毫升，生抽5毫升，盐4克，鸡粉2克，芝麻油3毫升，食用油适量

|做法|

①洗净去皮的南瓜和土豆切片。热锅注油烧热，倒入肉末炒至变色。加料酒、生抽、盐、鸡粉，炒匀调味。盛出待用。

②把土豆、南瓜放入烧开的蒸锅中，用中火蒸15分钟至食材熟透。把蒸熟的南瓜和土豆取出，剁成泥。

③把土豆泥、南瓜泥装入碗中，放入肉末、葱花。加盐、芝麻油搅拌均匀，至其入味。把拌好的食材盛出，装入碗中即成。

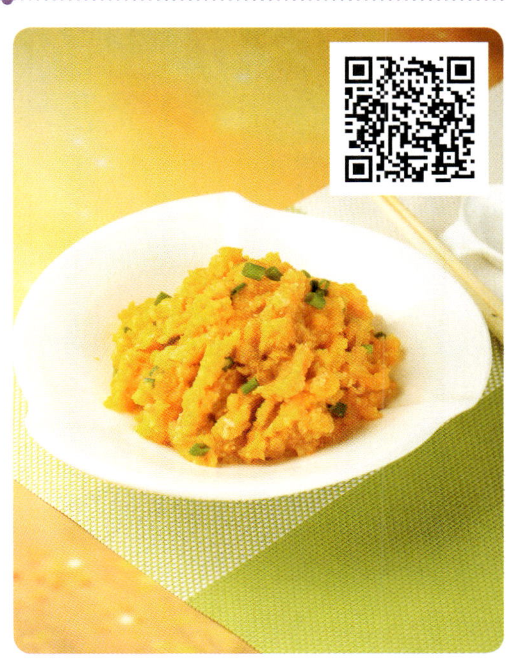

口蘑焖土豆

▶润肠通便、促进消化

|材料| 口蘑80克，土豆150克，青椒、红椒、姜片、蒜末、葱段各适量

|调料| 盐3克，鸡粉2克，豆瓣酱8克，料酒、生抽、水淀粉、食用油各适量

|做法|

①口蘑洗净切片；洗好的青椒、红椒切小块；洗净去皮的土豆切丁。

②土豆丁、口蘑汆水，捞出沥干。

③用油起锅，放入姜片、蒜末，爆香；倒入土豆和口蘑，加入适量料酒、生抽、豆瓣酱、盐、鸡粉，再注水，烧开后用小火焖至食材熟透。

④放入青椒、红椒，拌炒均匀；倒入水淀粉勾芡，炒匀，再放入葱段，炒出葱香味即成。

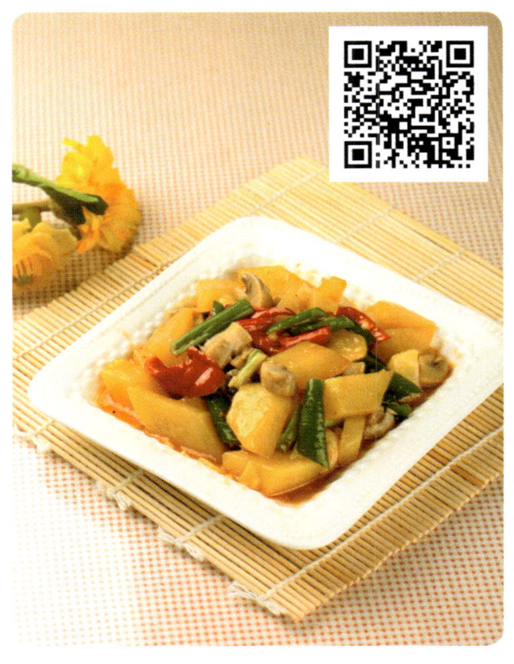

上海青

【SHANGHAIQING】

——润肠通便、活血化瘀

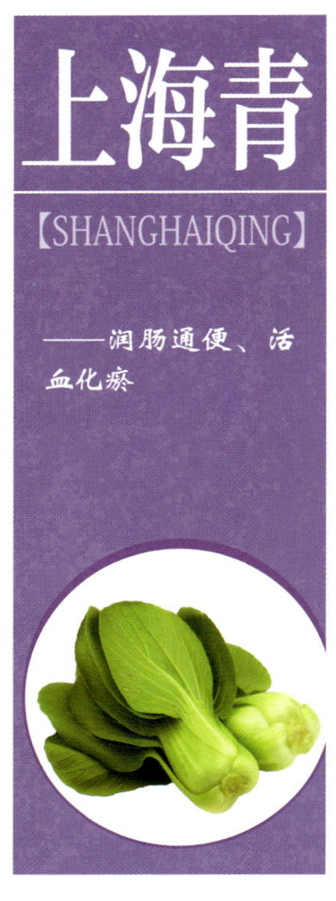

调养原理

上海青含有膳食纤维、维生素、钙、磷、铁、B族维生素、维生素C、胡萝卜素等成分，具有活血化淤、消肿解毒、促进血液循环、润肠通便、美容养颜、强身健体的功效，对习惯性便秘等患者有食疗作用。

最佳组合

上海青+豆腐 ▶ 清肺止咳

上海青+蘑菇 ▶ 抗衰老

食用建议

①食用上海青要现做现切，旺火爆炒，这样既可保持鲜脆，又可使其营养成分不被破坏。

②上海青忌与螃蟹同食，否则会引起中毒。

③上海青特别适合胃溃疡、便秘、口腔溃疡、齿龈出血、瘀血腹痛者和癌症患者食用。

上海青炒鸡片

▶强身健体、增强免疫

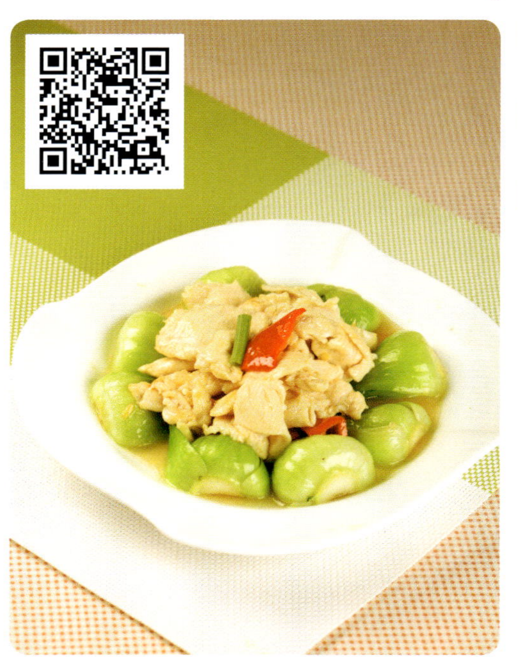

|材料| 鸡胸肉130克，上海青150克，红椒30克，姜片、蒜末、葱段各少许

|调料| 盐3克，鸡粉少许，料酒3毫升，水淀粉、食用油各适量

|做法|

①上海青对半切开，红椒切小块。鸡胸肉切片，加盐、鸡粉、水淀粉、食用油，腌渍约10分钟至入味。上海青汆水。

②用油起锅，倒入姜片、蒜末、葱段，用大火爆香，放入红椒片、鸡肉片，翻炒匀，加料酒，翻炒，倒入上海青，加鸡粉、盐、水淀粉，翻炒至食材熟透。

③关火后盛出炒好的食材，放在盘中，摆好即成。

上海青汆猪肉丸

▶清热解毒、润肠通便

|材料| 猪肉丸150克，上海青160克，姜片、葱花各少许

|调料| 盐2克，鸡粉2克，胡椒粉、食用油各适量

|做法|

①上海青切去多余叶子。猪肉丸上切上网格花刀。

②锅中注水烧开，倒入适量食用油，放入姜片，倒入猪肉丸，用小火煮2分钟，至猪肉丸熟透，放入上海青，拌匀。加入盐、鸡粉、胡椒粉，拌匀调味。放入葱花，搅拌匀。

③将汤料盛出，装入碗中即成。

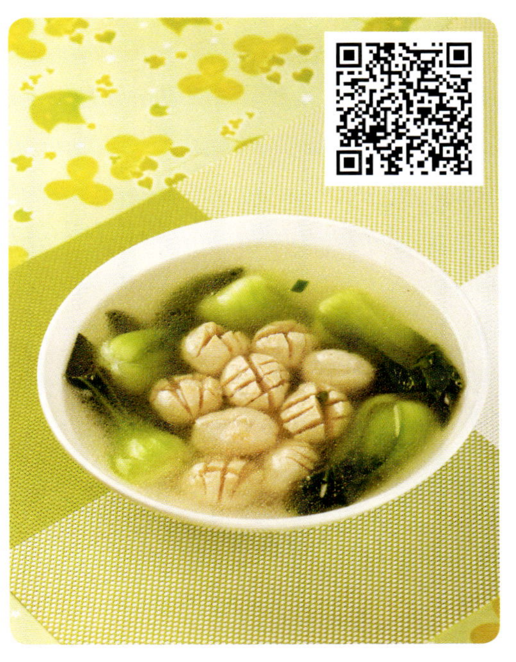

上海青炒牛肉

▶补益脾胃、活血化瘀

|材料| 上海青70克，牛肉100克，彩椒40克，姜末、蒜末、葱段各少许

|调料| 盐3克，鸡粉2克，料酒3毫升，生抽5毫升，水淀粉、食用油各适量

|做法|

①彩椒切小块。上海青切小瓣。牛肉切片，加生抽、盐、鸡粉、水淀粉、食用油，腌渍约15分钟。上海青汆水。

②用油起锅，倒入牛肉，翻炒至肉质松散。放姜末、蒜末、葱段，快速炒匀。倒入彩椒，淋入料酒，翻炒片刻。转小火，倒入上海青，加盐、鸡粉、生抽，炒匀调味。倒入水淀粉，快速翻炒。

③关火后盛出炒好的菜肴，放在盘中即可食用。

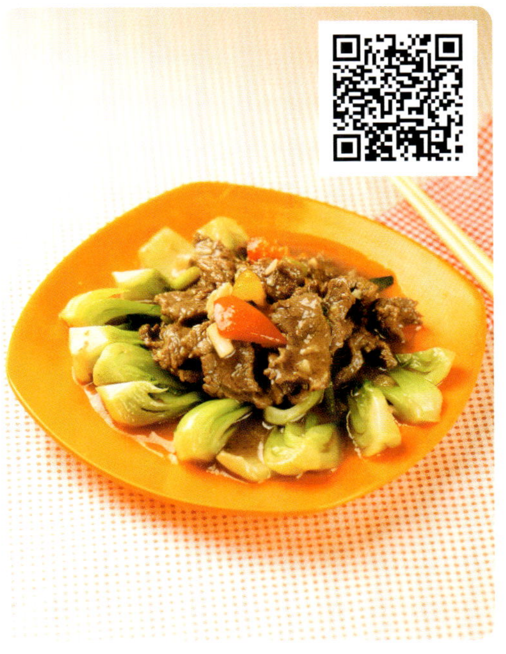

花菜

【HUACAI】

——防癌抗癌，增强免疫力

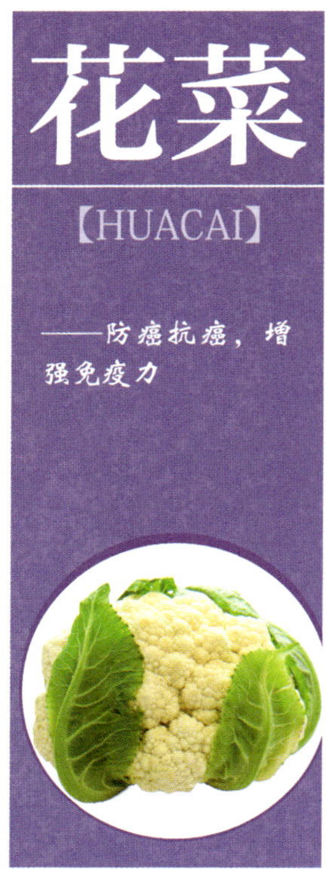

调养原理

花菜含有蛋白质、糖类、脂肪、钙、磷、铁、胡萝卜素、维生素C及多种矿物质，有润肺、止咳、抗癌的功效，长期食用可以降低乳腺癌、直肠癌及胃癌等癌症的发病概率。

最佳组合

花菜+蚝油 ▶ 健脾开胃

花菜+辣椒 ▶ 防癌抗癌

食用建议

①花菜最好即买即吃，尽量避免存放三天以上。

②花菜特别适合食欲不振者、大便干结者、少年儿童和癌症患者食用。

③尿路结石者忌食花菜。

④花菜不宜与猪肝同食，会阻碍营养物质的吸收；花菜不宜与牛肝同食，不利于身体健康。

茄汁烧花菜

▶清化血管、防癌抗癌

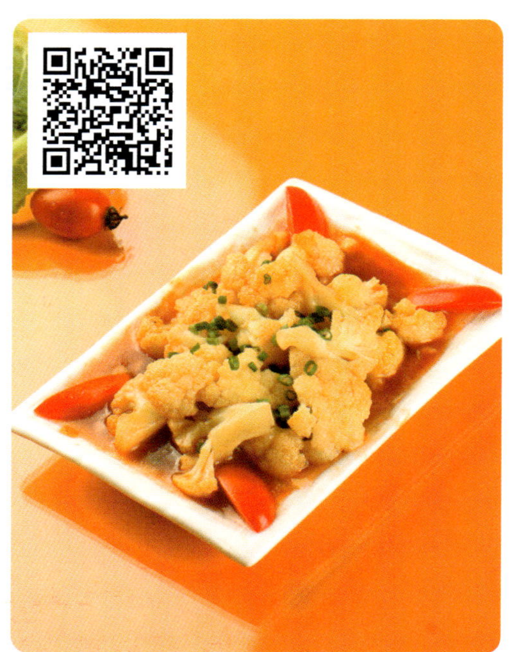

|材料| 花菜250克，圣女果25克，蒜末、葱花各少许

|调料| 盐3克，白糖6克，番茄酱20克，水淀粉、食用油各适量

|做法|

①花菜切小朵，汆水。圣女果切小块。

②用油起锅，倒入蒜末，用大火爆香。注水，加白糖、盐，拌匀，淋上番茄酱，搅拌片刻。倒入水淀粉，搅拌均匀。放入花菜翻炒几下，使其均匀地粘上味汁。

③关火后盛出炒好的花菜，放在盘中，摆上切好的圣女果，撒上葱花即成。

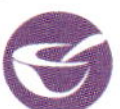

花菜炒鸡片

▶补中益气、健脾益胃

|材料| 花菜200克，鸡胸肉180克，彩椒40克，姜片、蒜末、葱段各少许

|调料| 盐4克，鸡粉3克，料酒、蚝油、水淀粉、食用油各适量

|做法|

①花菜、彩椒切小块。鸡胸肉切片，加盐、鸡粉、水淀粉、食用油，腌渍10分钟至入味。花菜和彩椒分别汆水。

②热锅注油，烧至四成热，倒入鸡肉片，搅散，滑油至变色，捞出备用。

③用油起锅，放入姜片、蒜末、葱段，爆香。倒入花菜、红椒、鸡肉片，淋入料酒，炒香。加盐、鸡粉、蚝油、水淀粉快速炒匀。

④将炒好的食材盛出，装入盘中即成。

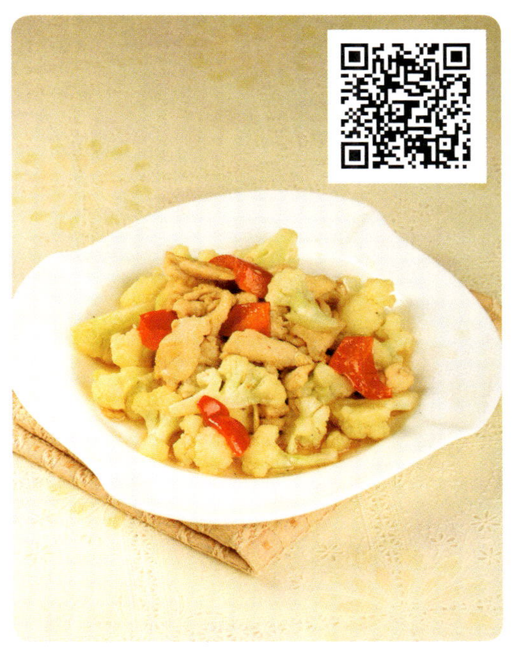

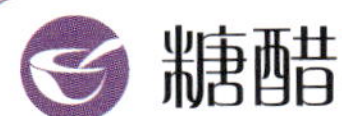

糖醋花菜

▶润肺爽喉、开胃消食

|材料| 花菜350克，红椒35克，蒜末、葱段各少许

|调料| 番茄汁25毫升，盐3克，白糖4克，料酒4毫升，水淀粉、食用油各适量

|做法|

①花菜和红椒切小块，分别汆水。

②用油起锅，放入蒜末、葱段，用大火爆香。倒入焯煮过的食材，翻炒匀。淋入料酒，炒香、炒透，注水，放番茄汁、白糖，搅拌匀，至糖分溶化。加盐，炒匀调味，倒入水淀粉勾芡。

③关火后盛出炒好的菜肴，装入盘中即可食用。

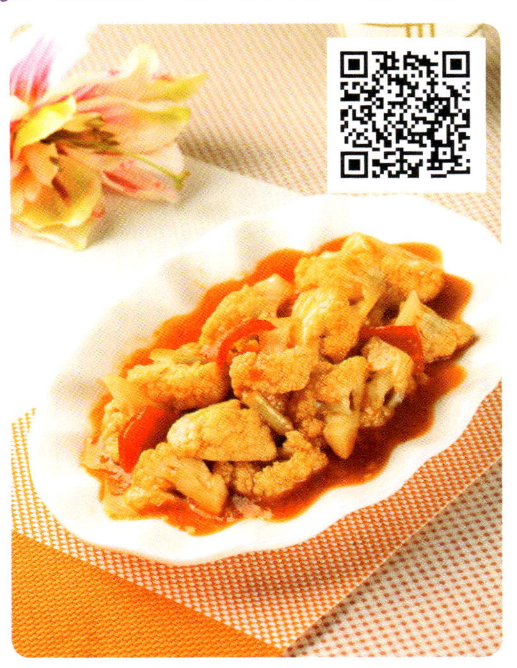

西红柿

【XIHONGSHI】

——清热解毒、健胃消食，对食欲不振、便秘患者有食疗作用

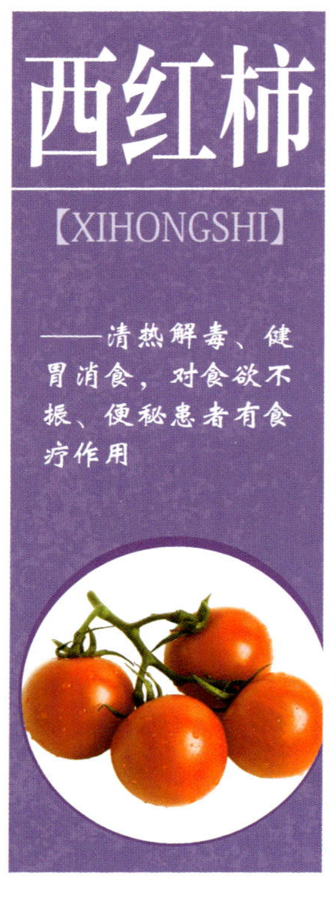

调养原理

西红柿具有止血、降压、健胃消食、生津止渴、清热解毒、凉血平肝的功效，对便秘、食欲不振、膀胱癌、胰腺癌等患者有食疗作用。

最佳组合

西红柿+芹菜 ▶ 健胃消食

西红柿+鸡蛋 ▶ 抗衰防老

食用建议

①剥西红柿皮时把开水浇在西红柿上，或者把西红柿放入开水里汆一下，就很容易剥掉了。

②西红柿忌与红薯同食，否则会引起呕吐、腹痛、腹泻。

③西红柿特别适合发热、口渴、食欲不振、习惯性牙龈出血、贫血、头晕、心悸、高血压、急慢性肝炎、急慢性肾炎、夜盲症等患者食用。

④急性肠炎、菌痢者及溃疡活动期病人忌食西红柿。

西红柿土豆炖牛肉

▶补脾益胃、益气补血

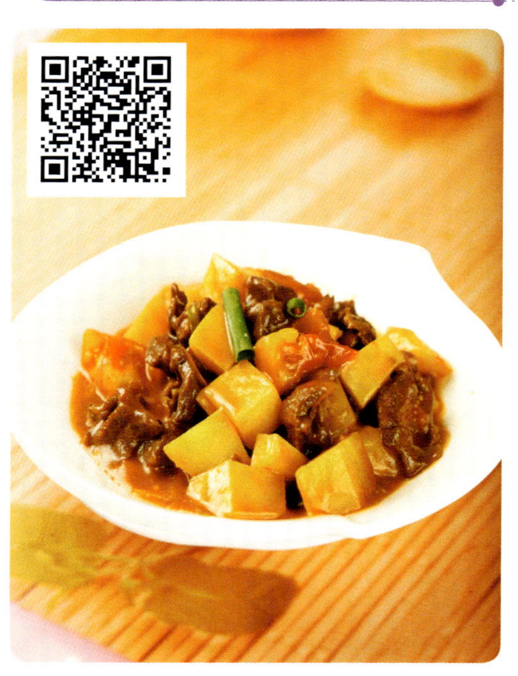

|材料| 牛肉200克，土豆150克，西红柿100克，八角、香叶、姜片、蒜末、葱段各少许

|调料| 盐3克，鸡粉2克，生抽12毫升，水淀粉10毫升，料酒10毫升，番茄酱10克，食粉、食用油各适量

|做法|

①土豆切丁。西红柿切小块。牛肉切丁，加食粉、生抽、盐、水淀粉、食用油拌匀，腌渍10分钟，汆水。

②用油起锅，放姜片、蒜末、葱段、八角、香叶，翻炒香。倒入牛肉丁，翻炒。加料酒、生抽，翻炒。放西红柿、土豆、盐、鸡粉、清水、番茄酱，炒匀，用小火炖20分钟，至全部食材熟透。大火收汁，淋入水淀粉炒匀即成。

西红柿生鱼豆腐汤

▶健脾消肿、清热解毒

|材料| 生鱼块500克，西红柿100克，豆腐100克，姜片、葱花各少许

|调料| 盐3克，鸡粉3克，料酒10毫升，胡椒粉少许，食用油适量

|做法|

①豆腐切块。西红柿切瓣。

②用油起锅，放入姜片，爆香。倒入生鱼块，煎出香味。淋入料酒，加水、盐、鸡粉、西红柿，放入豆腐，中火煮3分钟至入味。放入胡椒粉，拌匀。

③关火后盛出煮好的汤，装入碗中，撒入少许葱花即成。

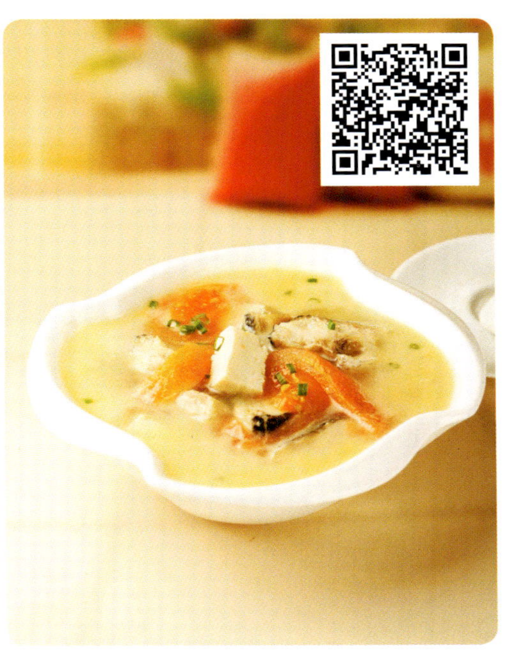

西红柿煮口蘑

▶镇心安神、健胃消食

|材料| 西红柿150克，口蘑80克，姜片、蒜末、葱段各少许

|调料| 料酒3毫升，鸡粉2克，盐、食用油各适量

|做法|

①将洗净的口蘑切成片；洗好的西红柿切成小块。

②锅中注水烧开，放入口蘑，煮1分钟至断生，捞出，备用。

③用油起锅，放入姜片、蒜末，爆香；倒入口蘑，淋入料酒，炒香；放入西红柿，翻炒均匀；加入适量水，煮约1分钟至熟。

④放入少许葱段，加入盐、鸡粉，用锅勺拌匀调味即成。

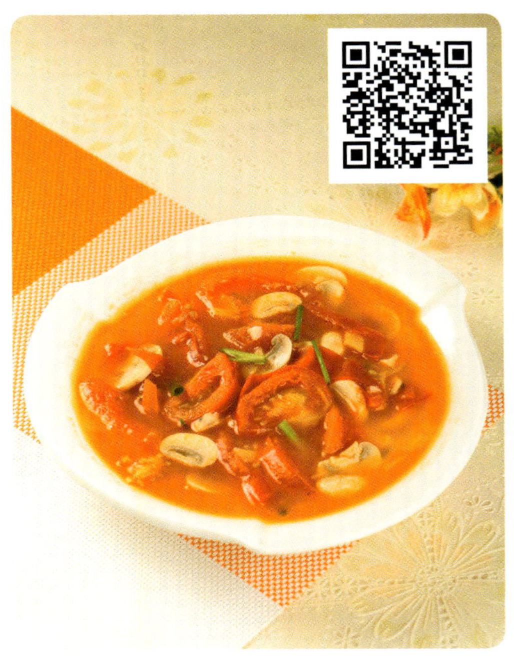

山药

【SHANYAO】

——健脾补肺、益胃补肾

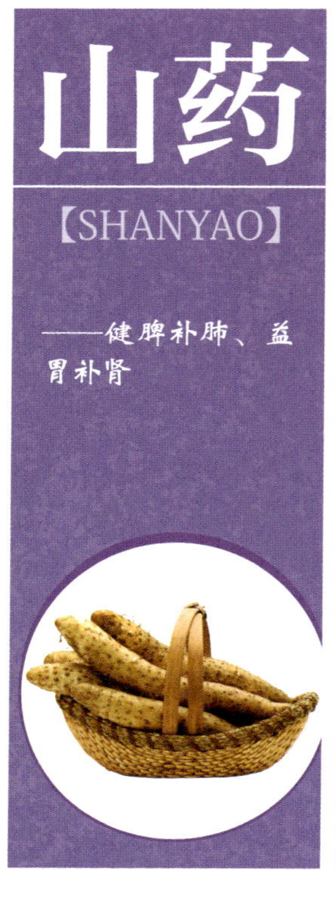

调养原理

山药具有健脾补肺、益胃补肾、助五脏、强筋骨的功效，对脾胃虚弱、倦怠无力、食欲不振、久泻久痢等病症的患者有很好的食疗作用。秋冬进补前吃点山药，更有利于补品的吸收。

最佳组合

山药+红枣 ▶ 补血养颜

山药+羊肉 ▶ 补脾健胃

食用建议

①糖尿病、腹胀、病后虚弱、慢性肾炎、长期腹泻者特别适合食用山药。

②山药有收涩的作用，故大便燥结者不宜食用；另外有实邪者忌食山药。

③山药不宜与鲫鱼同食，不利于营养物质的吸收。

山药木耳炒核桃仁

▶补益脾胃、润肠通便

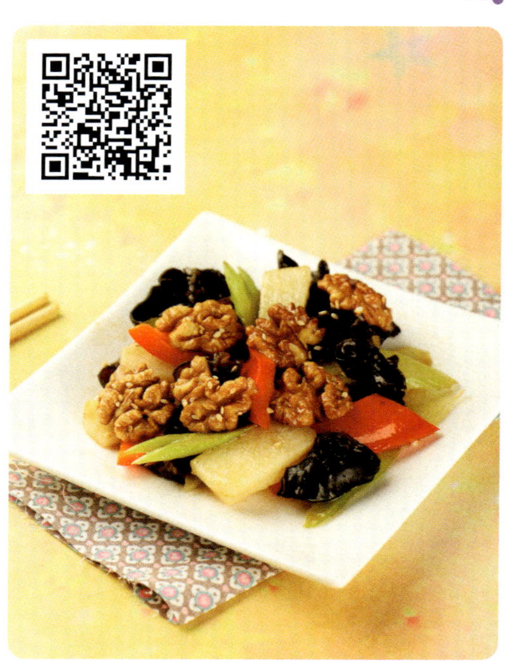

|材料| 山药90克，水发木耳40克，西芹50克，彩椒60克，核桃仁30克，白芝麻少许

|调料| 盐3克，白糖10克，生抽3毫升，水淀粉4毫升，食用油适量

|做法|

①洗净去皮的山药切片。木耳、彩椒和西芹切小块。分别汆水。

②用油起锅，倒入核桃仁，炸出香味，捞出，与白芝麻拌均匀。锅底留油，放适量白糖，倒入核桃仁，翻炒均匀，盛出，装入碗中，撒上白芝麻，拌匀。

③热锅注油，倒入焯过水的食材，翻炒匀。加盐、生抽、剩余白糖，炒匀调味，淋入水淀粉，快速翻炒均匀。

④盛出锅中的食材，放上核桃仁即成。

虫草山药排骨汤

▶健胃护肠、益气宽中

|材料| 排骨400克，虫草3根，红枣20克，枸杞8克，姜片15克，山药200克

|调料| 盐2克，鸡粉2克，料酒16毫升

|做法|

①去皮洗净的山药切丁。排骨汆水。

②砂锅注水烧开，放入红枣、枸杞、虫草、姜片、排骨、山药，烧开，淋入料酒，小火炖40分钟至熟。放盐、鸡粉拌匀调味。

③关火，盛出煮好的汤，装入汤碗中即成。

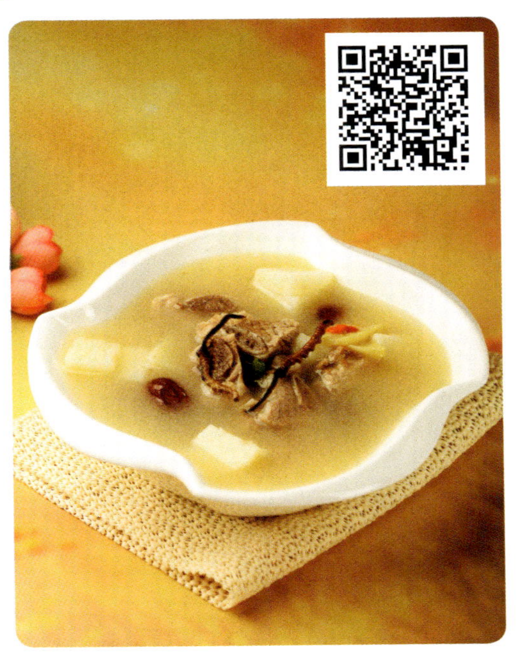

山药肚片

▶利水渗湿、益气健脾

|材料| 山药300克，熟猪肚200克，青椒、红椒各40克，姜片、蒜末、葱段各少许

|调料| 盐、鸡粉各2克，料酒4毫升，生抽5毫升，水淀粉、食用油各适量

|做法|

①将洗净去皮的山药切成片；洗好的青椒、红椒切小块；熟猪肚切片。

②锅中注水烧开，放入山药片、青椒、红椒，煮至食材八成熟后捞出，沥干待用。

③用油起锅，放入姜片、蒜末、葱段，爆香；倒入焯过水的食材，炒匀、炒透；放入猪肚，淋入少许料酒，炒香；再加入生抽、盐、鸡粉、水淀粉，快速翻炒至食材熟软、入味即成。

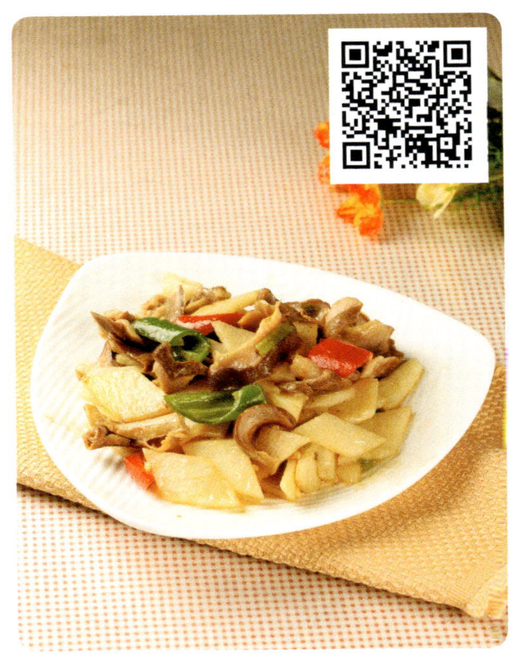

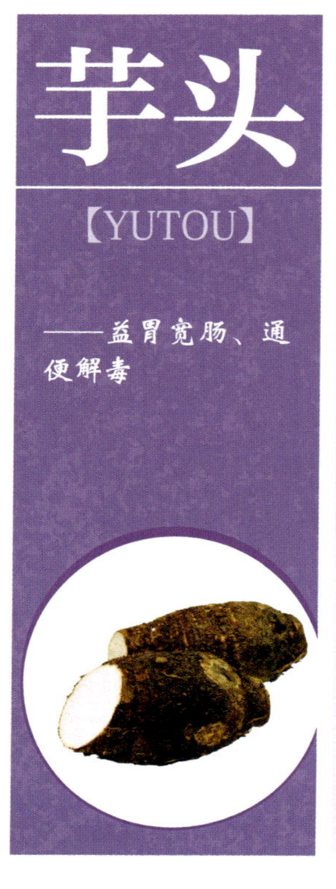

芋头

【YUTOU】

——益胃宽肠、通便解毒

调养原理

芋头具有益胃、宽肠、通便、解毒、补中、益肝肾、消肿止痛等功效，特别适合胃痛、便秘等肠胃病的患者食用。

最佳组合

芋头+牛肉 ▶ 防治食欲不振

芋头+芹菜 ▶ 补气虚、增食欲

食用建议

①芋头黏液中含有皂苷，能刺激皮肤发痒，因此生剥芋头皮时，可以先倒点醋在手中搓一搓。

②芋头特别适合肠胃病、结核病、肿毒、牛皮癣、烫伤患者食用。

③芋头忌与香蕉同食，否则易引起腹胀。

④肾衰竭患者忌食芋头。

牛肉煲芋头

▶补中益气、滋养脾胃

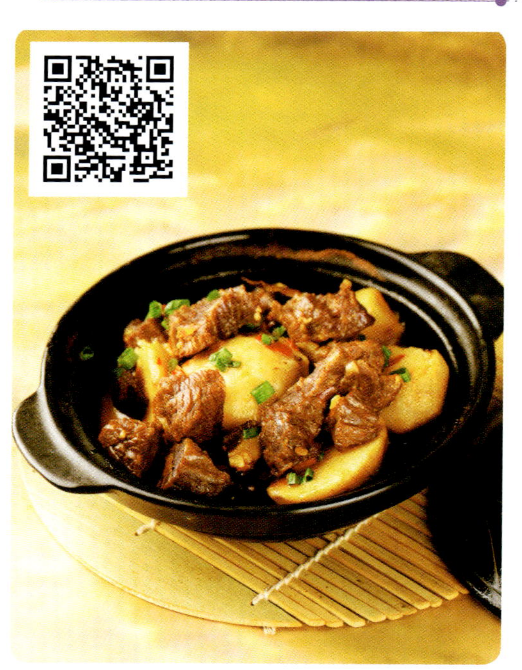

|材料| 牛肉300克，芋头300克，花椒、桂皮、八角、香叶、姜片、蒜末、葱花各少许

|调料| 盐2克，鸡粉2克，料酒10毫升，豆瓣酱10克，生抽4毫升，水淀粉10毫升，食用油适量

|做法|

①芋头切小块。牛肉切丁，汆水。

②用油起锅，放入花椒、桂皮、八角、香叶、姜片、蒜末，爆香。倒入牛肉丁，翻炒均匀。加料酒、豆瓣酱、生抽、盐、鸡粉、清水，煮沸，用小火焖1小时，至食材熟软。放入芋头，小火焖20分钟。倒入水淀粉勾芡。

③将焖好的食材盛入砂煲中，置于火上，加热片刻，撒上葱花即成。

芋头红薯粥

▶润肠通便、降压降脂

|材料| 芋头200克，红薯100克，水发大米120克

|做法|

①红薯和芋头去皮洗净，切丁。

②砂锅中注水烧开，倒入大米，搅匀，烧开后用小火煮30分钟，至米粒熟软。放入切好的芋头、红薯，搅拌匀，用小火续煮15分钟，至食材熟透。

③用锅勺搅拌匀。关火后盛出煮好的粥，装入汤碗中即成。

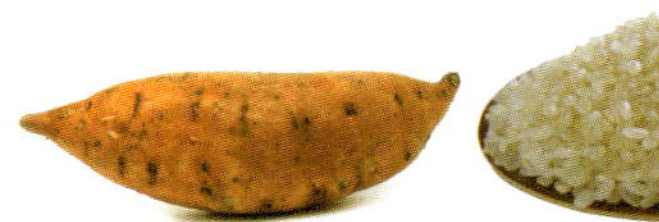

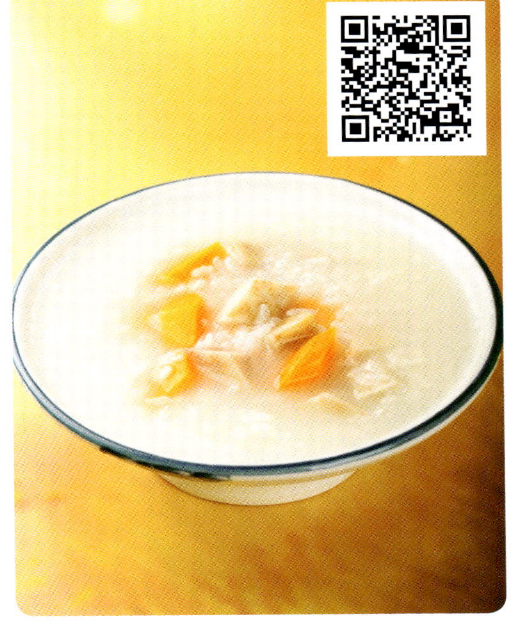

黄花菜芋头粥

▶补血明目、祛风润肠

|材料| 水发大米110克，水发黄花菜100克，芋头、猪瘦肉各90克，葱花少许

|调料| 盐3克，鸡粉2克，水淀粉、芝麻油、食用油各适量

|做法|

①将洗净去皮的芋头切成小丁；洗好的黄花菜切成段。

②洗净的猪瘦肉切成丁，装入碗中，加入调味料，腌渍至入味。

③砂锅中注水烧开，倒入大米，搅拌匀，煮沸后用小火煮约30分钟，至米粒变软。

④倒入黄花菜、芋头丁，用小火续煮约15分钟，至食材熟软；倒入肉丁，用大火煮至肉质熟透，加入盐、鸡粉、芝麻油，续煮至入味，撒上葱花即成。

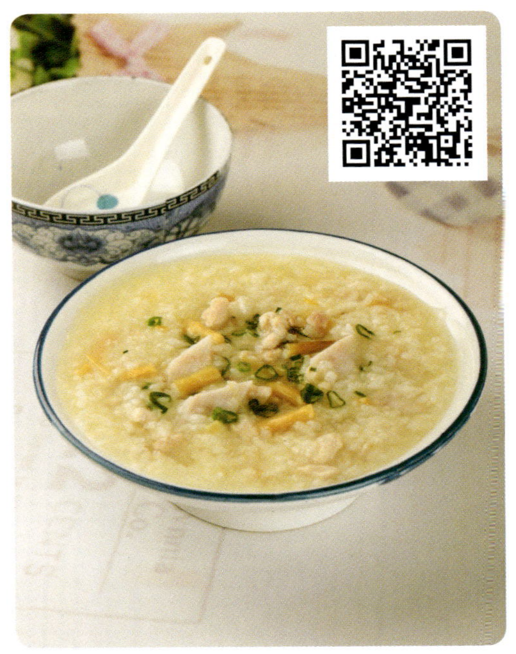

南瓜

【NANGUA】

——减少粪便中毒素对人体的危害，防止结肠癌的发生

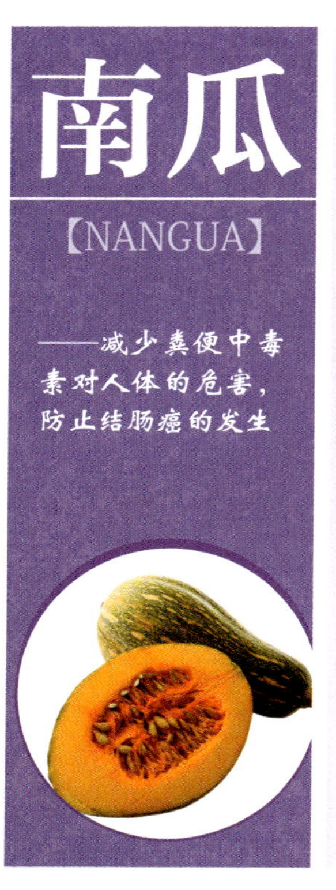

调养原理

南瓜具有润肺益气、消炎止痛、降低血糖、驱虫解毒等功效，可以减少粪便和毒素在体内的停留时间，防止结肠癌的发生。

最佳组合

南瓜+牛肉 ▶ 补脾健胃、解毒止痛

南瓜+绿豆 ▶ 清热解毒、生津止渴

食用建议

①南瓜中所含的类胡萝卜素耐高温，加油脂烹炒，更有助于人体摄取吸收。

②糖尿病、前列腺增生、动脉硬化、胃溃疡、痢疾、溃疡、烫灼伤等症患者，脾胃虚弱者，便秘者以及中老年人适合食用南瓜。

③南瓜忌与鲤鱼同食，否则会引起中毒。

金瓜杂粮饭

▶ 润肠通便、增强免疫

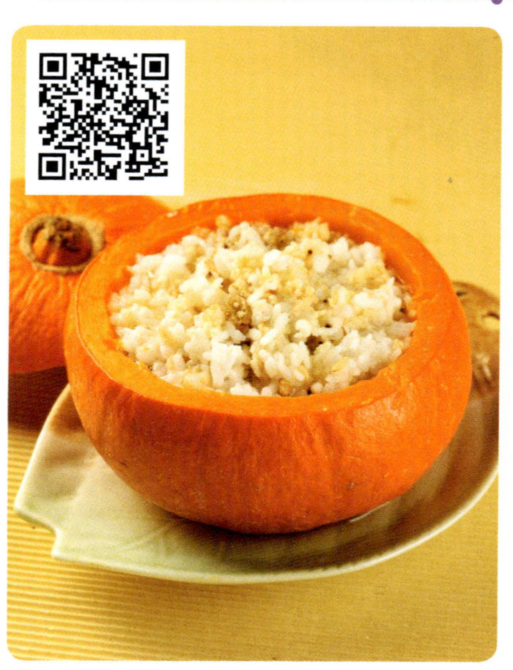

|材料| 水发薏米100克，水发小米100克，燕麦70克，水发大米90克，葡萄干20克，金瓜盅一个

|做法|

①取一个大碗，倒入大米、燕麦、葡萄干、薏米、小米，搅拌均匀。

②把拌好的杂粮放入金瓜盅内，倒入清水。把金瓜盅放入盘中，转入烧开的蒸锅中，用小火煮30分钟至食材熟透。

③揭盖，把杂粮盅盖和金瓜盅取出即成。

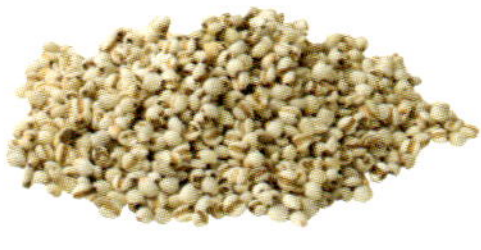

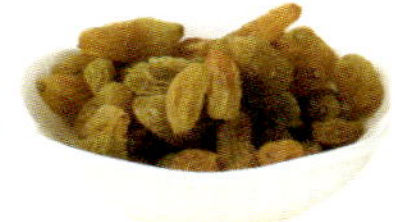

鸡肉拌南瓜

▶补中益气、健脾益胃

|材料| 鸡胸肉100克，南瓜200克，牛奶80毫升

|调料| 盐少许

|做法|

①南瓜切丁。鸡肉装入碗中，放盐、清水，待用。

②烧开蒸锅，分别放入装好盘的南瓜、鸡肉，用中火蒸15分钟至熟。把鸡肉撕成丝。

③将鸡肉丝倒入碗中，放入南瓜，加入适量牛奶，拌匀。

④将拌好的材料盛出，装入盘中，再淋上剩余牛奶即成。

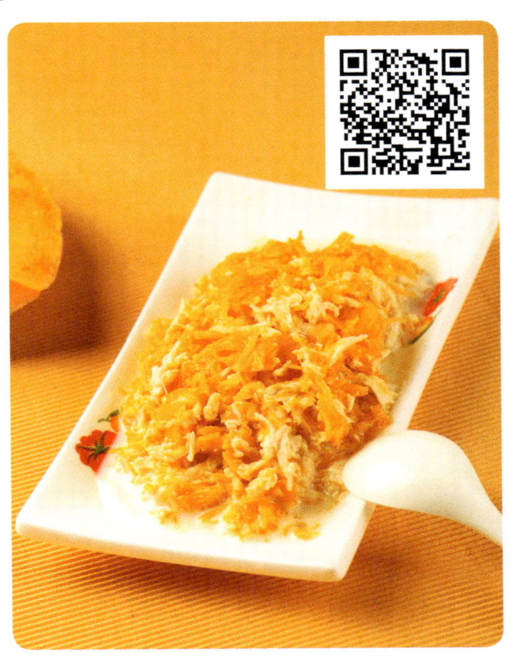

土豆炖南瓜

▶和胃调中、健脾益气

|材料| 南瓜300克，土豆200克，蒜末、葱花各少许

|调料| 盐2克，鸡粉2克，蚝油10克，水淀粉5毫升，芝麻油2克，食用油适量

|做法|

①土豆切丁。南瓜切小块。

②用油起锅，放入蒜末，爆香。放土豆丁，炒匀。倒入南瓜，炒匀。注水，加盐、鸡粉、蚝油，炒匀，用小火焖煮约8分钟，至食材熟软。大火收汁，倒入水淀粉勾芡，至食材熟透、入味。淋入少许芝麻油。

③关火后盛出焖煮好的食材，装入盘中，撒上葱花即成。

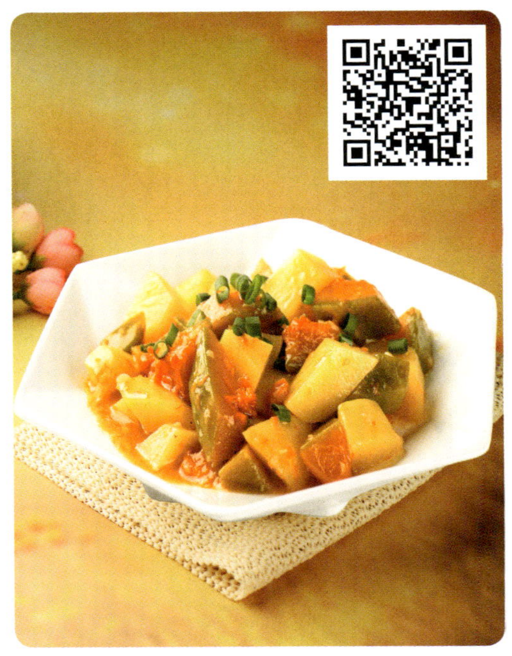

冬瓜

【DONGGUA】

——清热解毒、利水消肿

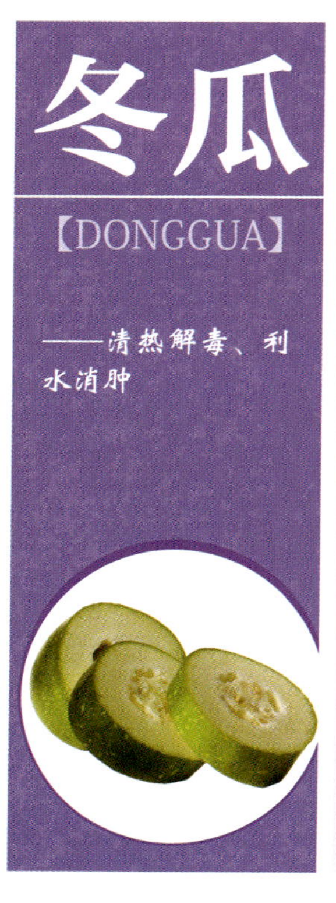

调养原理

冬瓜性凉，归大肠、小肠、膀胱经，能清热解毒、利水消肿，对湿热型胃肠疾病如胃炎、肠炎、便秘、痔疮等症的患者都有食疗作用。

最佳组合

冬瓜+鲢鱼 ▶ 辅助治疗产后气血亏虚

冬瓜+鸡肉 ▶ 排毒养颜

食用建议

①冬瓜是一种比较理想的解热利尿的日常食物，连皮一起煮汤，效果更明显。

②冬瓜适合心烦气躁、热病、口干烦渴、排尿不利、胃炎、肠炎、便秘、痔疮者食用。

③冬瓜忌与醋同食，否则会降低营养价值。

④冬瓜忌与醋同食，否则会降低营养价值。

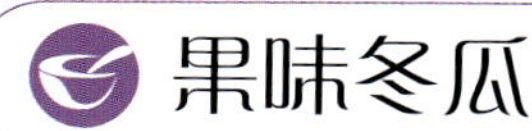

果味冬瓜

▶护肤润色、清热解毒

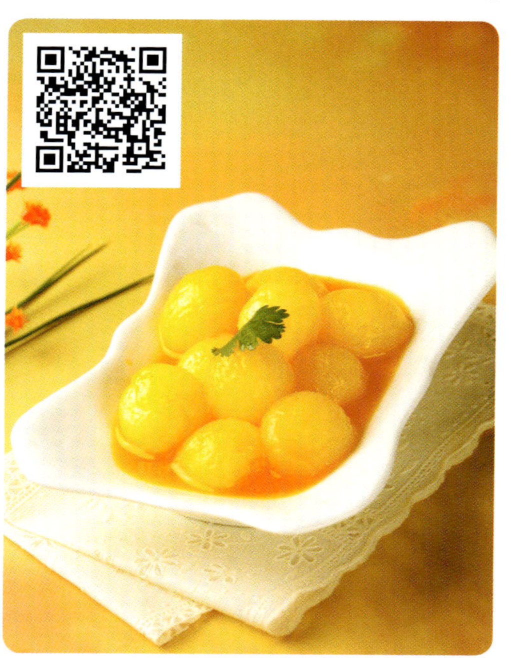

|材料| 冬瓜600克，橙汁50克

|调料| 蜂蜜15克

|做法|

①冬瓜去除瓜瓤，掏取果肉，制成冬瓜丸子，汆水。

②用干毛巾吸干冬瓜丸子表面的水分，放入碗中。倒入备好的橙汁，淋入少许蜂蜜，快速搅拌匀，静置约2小时，至其入味。

③取一个干净的盘子，盛入制作好的菜肴，摆好盘即成。

白芍鸭肉烧冬瓜

▶清热解毒、补虚益气

|材料| 冬瓜300克，鸭肉400克，白芍8克，姜片、葱花各少许

|调料| 料酒18毫升，生抽5毫升，蚝油8克，盐2克，鸡粉2克，水淀粉5毫升，食用油适量

|做法|

①砂锅中注水烧开，放入白芍，小火煮15分钟，药汁盛出。鸭肉汆水。

②用油起锅，放姜片爆香，倒入鸭块，略炒片刻，加料酒、生抽、蚝油，翻炒匀。加水、白芍药汁、冬瓜，拌匀，小火焖15分钟至熟。大火收汁，放盐、鸡粉，炒匀调味。淋入水淀粉炒匀。

③关火，把炒好的食材盛入盘中，撒上葱花即成。

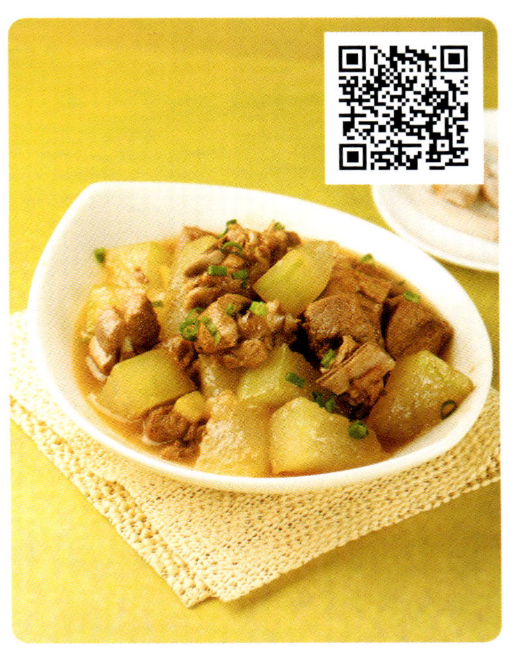

白菜冬瓜汤

▶清热消暑、降压降脂

|材料| 大白菜180克，冬瓜200克，枸杞8克，姜片、葱花各少许

|调料| 盐2克，鸡粉2克，食用油适量

|做法|

①将洗净去皮的冬瓜切成片；洗好的大白菜切成小块。

②用油起锅，放入少许姜片，爆香；倒入冬瓜片，翻炒匀；放入大白菜，翻炒均匀。

③倒入适量水，放入洗净的枸杞，烧开后用小火煮5分钟，至食材熟透。

④加入盐、鸡粉，用锅勺搅匀调味，撒上葱花即成。

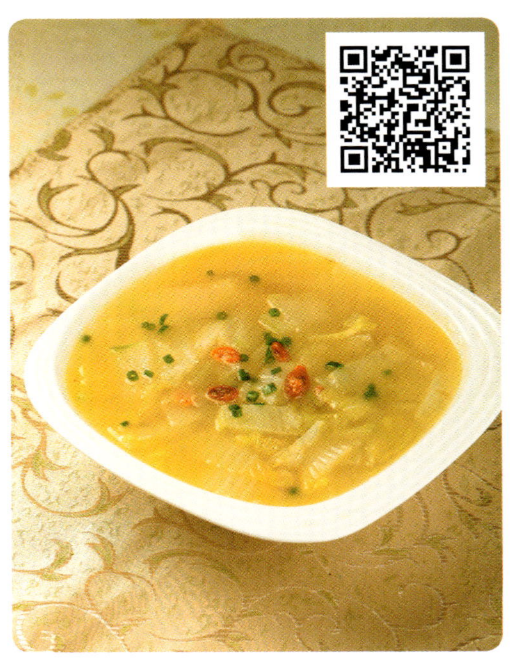

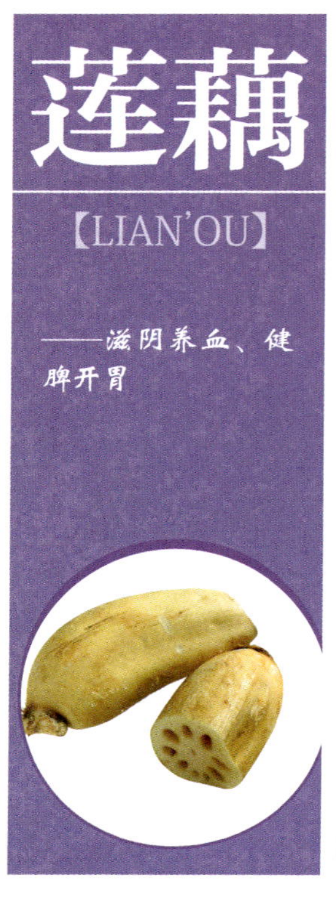

莲藕

【LIAN'OU】

——滋阴养血、健脾开胃

调养原理

莲藕中含有黏液蛋白和膳食纤维，能与食物中的胆固醇及三酰甘油结合，使其从粪便中排出，从而减少脂类的吸收。莲藕散发出一种独特清香，还含有鞣质，有一定健脾止泻作用，能增进食欲，开胃健中，有益于胃纳不佳、食欲不振者恢复健康。

最佳组合

莲藕+猪肉 ▶ 滋阴血、健脾胃

莲藕+粳米 ▶ 健脾开胃

食用建议

①煮藕时忌用铁器，以免导致食物发黑。

②选购莲藕时，以藕身肥大、肉质脆嫩、水分多而甜、带有清香的为佳。

③莲藕忌与菊花同食，否则会引起腹泻。

④脾胃消化功能低下、大便溏泄者及产妇忌食莲藕。

瓦罐莲藕汤

▶益胃健脾、益气补血

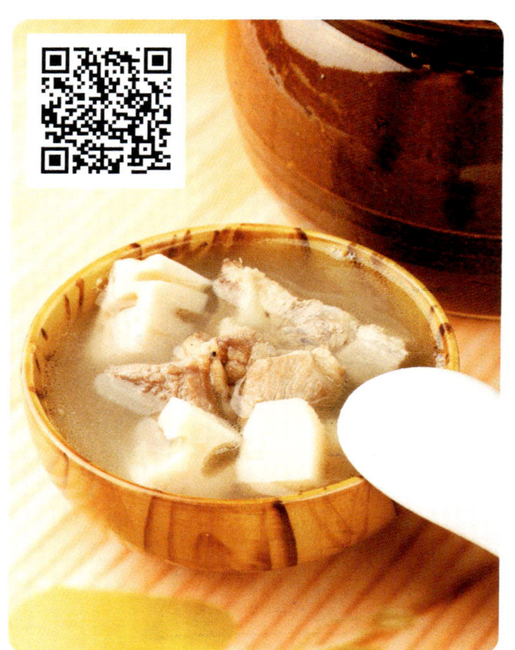

|材料| 排骨350克，莲藕200克，姜片20克

|调料| 料酒8毫升，盐2克，鸡粉2克，胡椒粉适量

|做法|

①洗净去皮的莲藕切丁。排骨汆水。

②瓦罐中注水烧开，放入排骨，煮至沸腾。倒入姜片，烧开后用小火煮20分钟，至排骨五成熟。倒入莲藕，搅拌匀，用小火续煮20分钟，至排骨熟透。放鸡粉、盐、胡椒粉，拌匀调味，撇去汤中浮沫。

③关火后盖上盖焖一会儿。将瓦罐从灶上取下即成。

莴笋莲藕排骨汤

▶益气健脾、补虚和胃

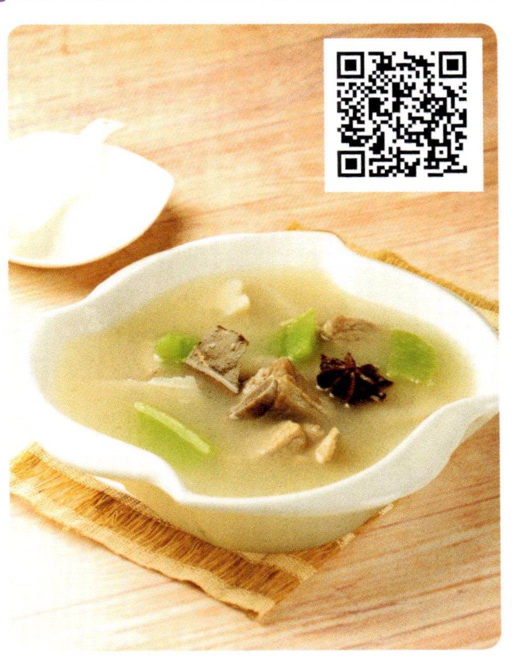

|材料| 排骨段300克，莲藕200克，莴笋85克，八角、香叶、姜片各少许

|调料| 盐3克，鸡粉、胡椒粉各2克，料酒10毫升

|做法|

①莴笋切滚刀块。莲藕切小块。排骨汆水。

②砂锅中注水烧开，倒入排骨、姜片、料酒，煮沸后转小火煮约30分钟。倒入莲藕、莴笋块，搅匀，用小火再煮约20分钟，至食材熟透。加盐、鸡粉、胡椒粉搅匀调味，续煮至汤汁入味。

③关火后盛出煮好的排骨汤，装入汤碗中即成。

茄汁莲藕炒鸡丁

▶健胃消食、生津止渴

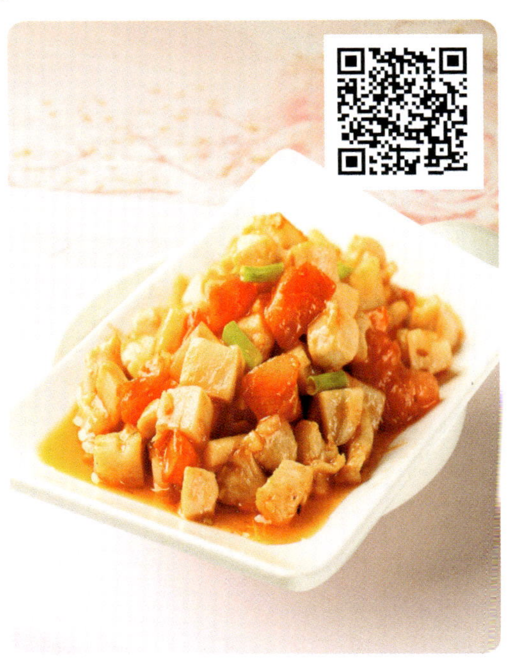

|材料| 西红柿100克，莲藕130克，鸡胸肉200克，蒜末、葱段各少许

|调料| 盐3克，鸡粉少许，水淀粉4毫升，白醋8毫升，番茄酱10克，白糖10克，料酒、食用油各适量

|做法|

①莲藕切丁。西红柿切小块。鸡胸肉切丁，加盐、鸡粉、水淀粉、食用油，腌渍10分钟。藕丁汆水。

②用油起锅，放入蒜末、葱段，爆香。倒入鸡肉丁，炒松散。加料酒提香。放入西红柿、莲藕，炒匀。加番茄酱、盐、白糖炒匀调味。

③关火后盛出炒好的食材，装入盘中即可食用。

豌豆

【WANDOU】

——和中益气、消肿防癌

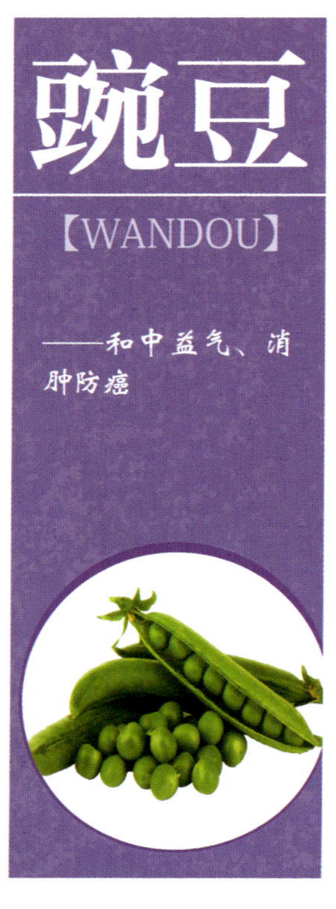

调养原理

豌豆具有益中气、止泻痢、调营卫、利排尿、消痈肿、解乳石毒之功效。对脚气、痈肿、乳汁不通、脾胃不适、呃逆呕吐、心腹胀痛、口渴泻痢等病症的患者，有一定的食疗作用。

最佳组合

豌豆+虾仁 ▶ 提高营养价值

豌豆+蘑菇 ▶ 消除食欲不佳

食用建议

①做豌豆的时候不宜使用硬水（水中钙、镁离子浓度超标），否则豌豆咬不开、嚼不烂。

②豌豆忌与蕨菜同食，否则会降低营养；忌与菠菜同食，否则会影响钙的吸收。

③豌豆多食会腹胀，尿路结石、皮肤病和慢性胰腺炎患者不宜食。

小米豌豆杂粮饭

▶润通肠道、排除毒素

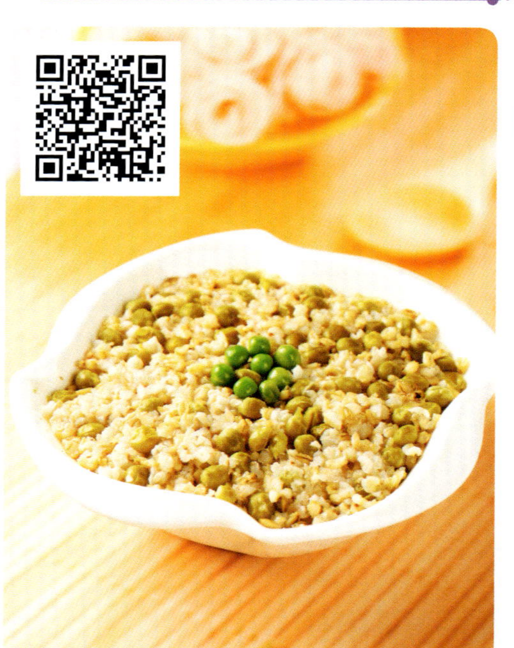

|材料| 糙米90克，燕麦80克，荞麦80克，豌豆100克

|做法|

①把杂粮和豌豆倒入碗中，加入适量清水，放入豌豆，淘洗干净。

②倒掉碗中的水，把杂粮和豌豆装入另一个碗中，加入适量水，放入已烧开的蒸锅中，用中火蒸1小时，至碗内食材熟透。

③把蒸好的杂粮饭取出即成。

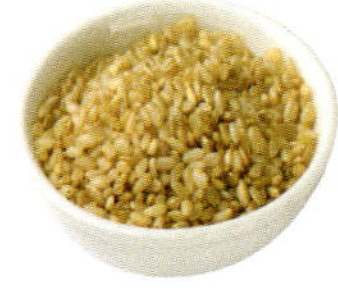

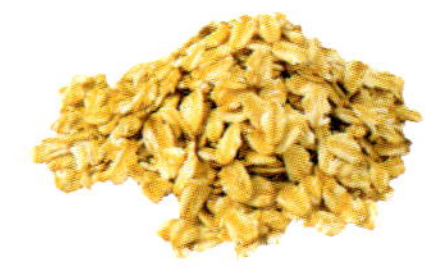

豌豆糊

▶补充钙质、增强免疫力

|材料| 豌豆120克，鸡汤200毫升

|调料| 盐少许

|做法|

①汤锅中注水，倒入洗好的豌豆，大火烧开后用小火煮15分钟至熟，捞出备用。

②取搅拌机，倒入豌豆与100毫升鸡汤，选择“搅拌”功能。榨取豌豆鸡汤汁。将榨好的豌豆鸡汤汁倒入碗中，待用。

③把剩余的鸡汤倒入汤锅中，加入豌豆鸡汤汁，用锅勺搅散，用小火煮沸。放入少许盐，快速搅匀，调味。

④最后将煮好的豌豆糊装入碗中，即可食用。

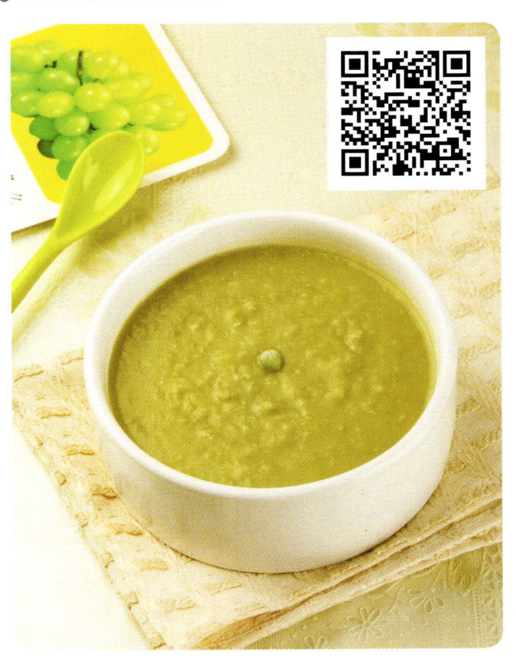

玉米炒豌豆

▶补中益气、生津止渴

|材料| 豌豆250克，鲜玉米粒150克，红椒片、姜片、葱白各少许

|调料| 盐、味精、白糖、水淀粉各适量

|做法|

①锅中注水，加少许食用油、盐煮沸，将玉米、豌豆焯水捞出。

②用油起锅，倒入红椒片、姜片和葱白煸香；倒入焯水后的玉米粒和豌豆，翻炒均匀。

③加盐、味精，放入白糖调味。

④加少许水淀粉勾芡，翻炒均匀，出锅装盘即成。

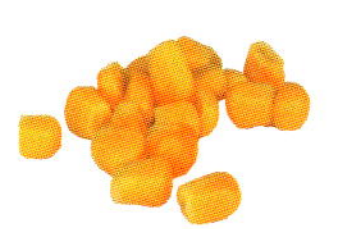

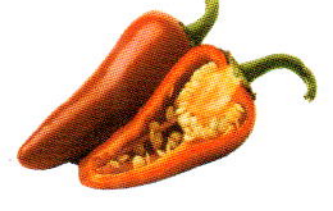

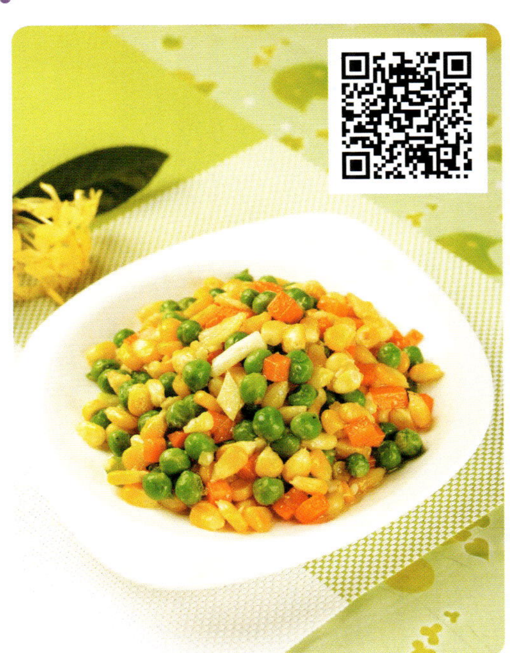

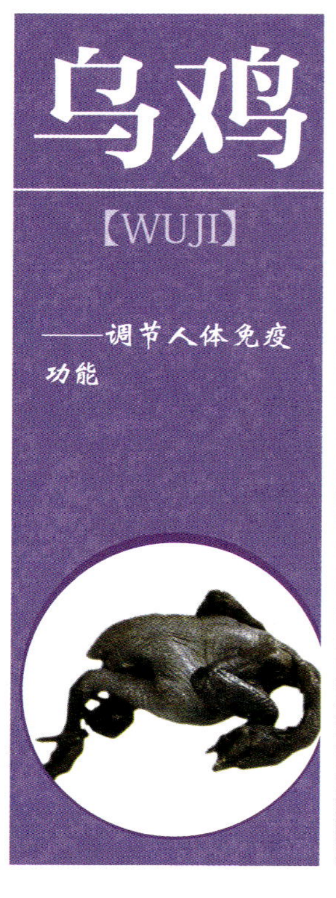

乌鸡

【WUJI】

——调节人体免疫功能

调养原理

乌鸡具有滋阴补肾、养血益肝、补虚益气的作用，能调节人体免疫功能、抗衰老、补气血、益脾胃，对体虚血亏、肝肾不足、脾胃不健的人有较好的食疗作用。

最佳组合

乌鸡+粳米 ▶ 养阴、祛热、补中

乌鸡+红枣 ▶ 补血养颜

食用建议

①乌鸡连骨（砸碎）熬汤滋补效果最佳。炖煮时不要用高压锅，使用砂锅小火慢炖最好。

②乌鸡适合体虚血亏、肝肾不足、脾胃不健、血虚便秘者食用。

③感冒发热者、咳嗽多痰者、湿热内蕴者、腹胀者、急性菌痢肠炎者、皮肤病患者不宜食用乌鸡。

山楂干乌鸡汤

▶清热健脾、滋阴健体

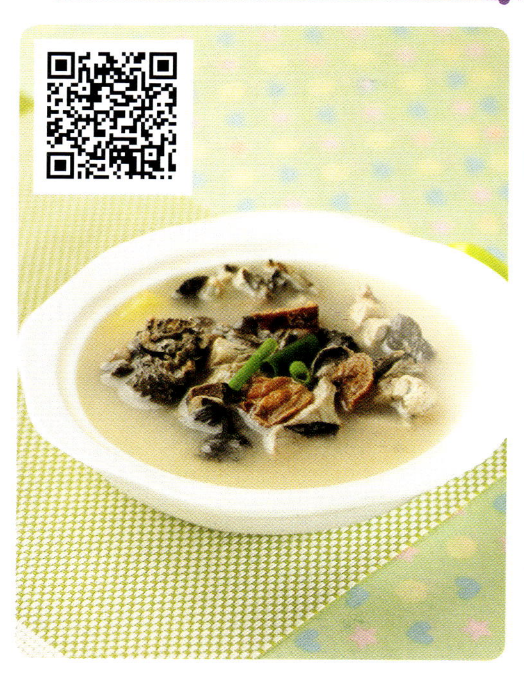

|材料| 乌鸡550克，山楂干15克，葱段、姜片各少许

|调料| 盐3克，鸡粉2克，料酒10毫升

|做法|

①处理干净的乌鸡斩件，再切成小块。

②锅中注水烧开，倒入乌鸡块，煮沸，汆去血水，捞出备用。

③砂锅中注水烧开，放入洗净的山楂干，倒入姜片、乌鸡块，淋入料酒，搅匀，烧开后用小火炖30分钟，至食材熟透。

④加入盐、鸡粉，搅匀调味。

⑤盛出炖煮好的食材，装入碗中，撒上葱段即成。

乌鸡海马虫草花汤

▶补气益气、调经止带

|材料| 乌鸡块400克，虫草花50克，红枣、姜片各20克，海马8克

|调料| 盐、鸡粉各2克，料酒4毫升

|做法|

①炒锅置火上烧热，倒入洗净的海马，用中火快炒至其呈焦黄色。

②锅中注水烧开，倒入洗净的乌鸡块，煮约半分钟，汆去血渍，再捞出煮好的乌鸡肉，沥干水分，待用。

③砂锅中注水烧开，放乌鸡肉、虫草花、红枣、姜片、海马，拌匀，淋入少许料酒，拌匀提味，煮沸后用小火煮约60分钟，至食材熟透。

④加入少许鸡粉、盐，拌匀调味，用中火续煮片刻，至汤汁入味即成。

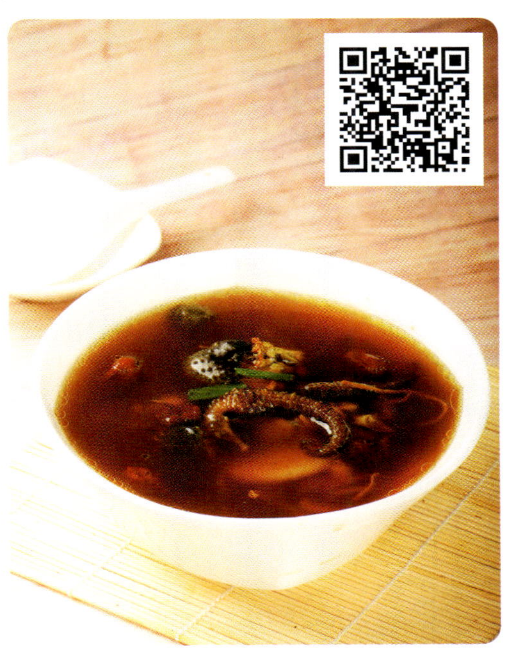

当归乌鸡墨鱼汤

▶益气养血、健脾和胃

|材料| 乌鸡块350克，墨鱼块200克，鸡血藤、黄精各20克，当归15克，姜片、葱条各少许

|调料| 盐3克，鸡粉2克，料酒14毫升

|做法|

①墨鱼块和乌鸡块汆水。

②砂锅中注水烧开，放入鸡血藤、黄精、当归、姜片，倒入汆过水的材料，撒上葱条，淋入料酒，烧开后用小火煲煮约60分钟，至食材熟透。拣去葱条，加盐、鸡粉、胡椒粉调味。用中火搅拌一会儿，至汤汁入味。

③关火后盛出煮好的墨鱼汤，装入汤碗中即成。

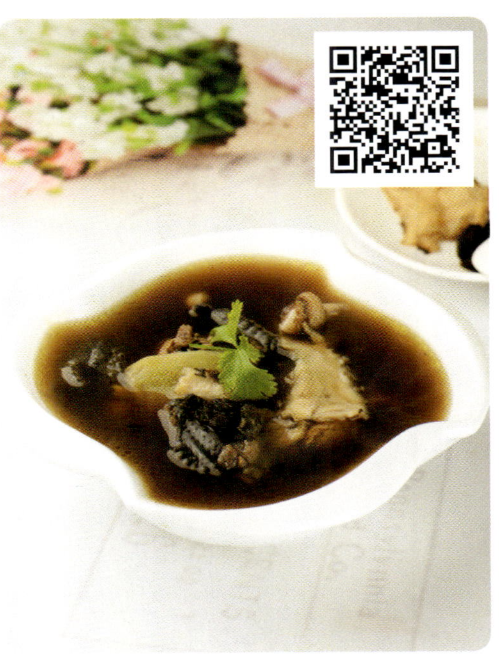

鸡肉

【JIROU】

——补虚损、健脾胃、强筋骨

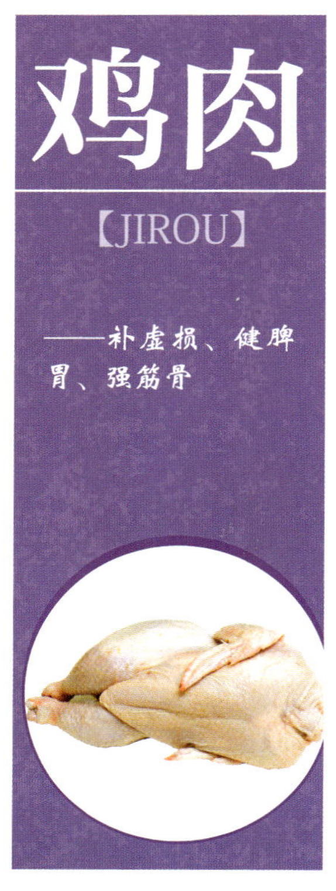

调养原理

鸡肉具有温中益气、补精添髓、补虚损、益五脏、健脾胃、强筋骨的功效，对营养不良、肠胃不适、乏力疲劳、月经不调、贫血等患者有食疗作用。

最佳组合

鸡肉+枸杞 ▶ 补五脏、益气血

鸡肉+柠檬 ▶ 增强食欲

食用建议

①烹煮鸡肉前应把鸡屁股、鸡头切除，因为鸡屁股和鸡头含有大量的细菌、病毒和致癌物质。

②痛风、内火偏旺、痰湿偏重、感冒发热、胆囊炎、胆石症、热毒疖肿、高血压、高脂血症、尿毒症、严重皮肤疾病等患者不宜食用鸡肉。

③鸡肉不宜与糯米同食，否则易引起胃肠胀气。鸡肉忌与李子、菊花同食，易引起痢疾。

茄汁鸡肉丸

▶清热解毒、凉血生津

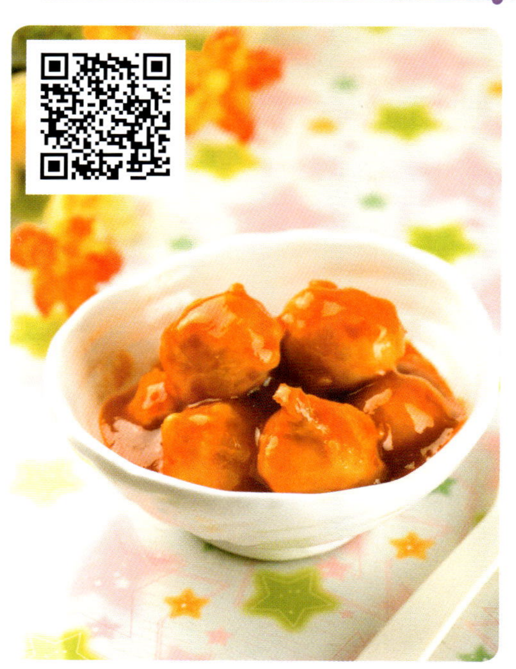

|材料| 鸡胸肉200克，马蹄30克

|调料| 盐2克，鸡粉2克，白糖5克，番茄酱35克，水淀粉、食用油各适量

|做法|

①马蹄剁成末。鸡胸肉切丁，绞成肉馅，加盐、鸡粉、水淀粉，拌匀。倒入马蹄末，拌匀、搅散。摔打几下，使肉末起劲，待用。

②锅中注油，烧至四成热。将肉馅分成若干等份的小肉丸，下入锅中，用小火炸约1分30秒至食材熟透。捞出待用。

③锅底留油，放番茄酱拌匀，加白糖搅拌，使糖分快速溶化。倒入肉丸，炒匀。淋上水淀粉勾芡。

④关火后盛入盘中即成。

苋菜鸡肉烙饼

▶补血活血、补中益气

|材料| 鸡蛋120克，面粉100克，鸡胸肉95克，苋菜85克，姜末、葱花各少许

|调料| 盐3克，鸡粉2克，芝麻油、食用油各适量

|做法|

①苋菜洗净汆水，剁成细末。鸡胸肉剁成肉末，加鸡蛋、姜末、葱花、盐、鸡粉、苋菜末、面粉、芝麻油，拌匀，制成面糊，待用。

②煎锅中注油烧热。倒入面糊，煎至两面金黄色。

③关火后盛出煎好的烙饼。切成小块，装入盘中，摆好即成。

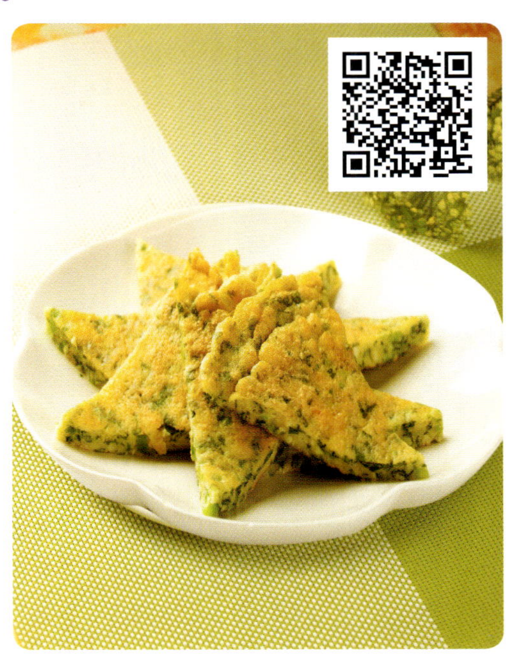

爽口鸡肉

▶健脾益胃、强健筋骨

|材料| 鸡胸肉70克，白果30克，菠菜15克，姜末、蒜末、葱末各少许

|调料| 盐3克，鸡粉2克，老抽少许，生抽3毫升，料酒5毫升，水淀粉、食用油各适量

|做法|

①菠菜切小段。鸡胸肉切丁，加盐、鸡粉、水淀粉、食用油拌匀，腌渍约10分钟至入味。白果煮3分钟至其熟软。

②用油起锅，加鸡肉丁，翻炒匀。下姜末、蒜末、葱末、料酒，快速翻炒至食材七成熟。加生抽、白果、水、盐、鸡粉、菠菜，轻轻拌匀。

③转大火收浓汤汁，淋入老抽，炒匀上色。倒入水淀粉，快速炒几下即成。

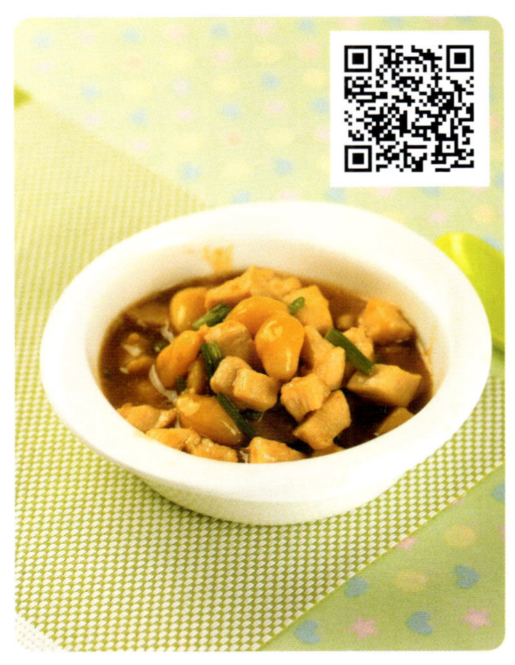

猪肚

【ZHUDU】

——补虚损、健脾胃

调养原理

猪肚为猪科动物猪的胃，具有补虚损、健脾胃的功效，对脾虚腹泻、虚劳瘦弱、食欲不振、内脏下垂、消渴、小儿疳积的患者有食疗作用。

最佳组合

猪肚+黄豆芽 ▶ 增强免疫力

猪肚+莲子 ▶ 补脾健胃

食用建议

①猪肚黏液很多，很难洗干净。清洗前在猪肚顶部切一小口，将肚身翻转，用盐擦匀肚身，再用冷水清洗黏液，然后放入沸水中泡至肚胎发白，用小刀刮去黏液和白苔，再用清水洗净即可。

②猪肚忌与樱桃同食，否则易引起消化不良。猪肚忌与杨梅同食，否则易引起中毒。

③猪内脏不适宜贮存，应随买随吃。

荷兰豆炒猪肚

▶补虚强身、健脾益胃

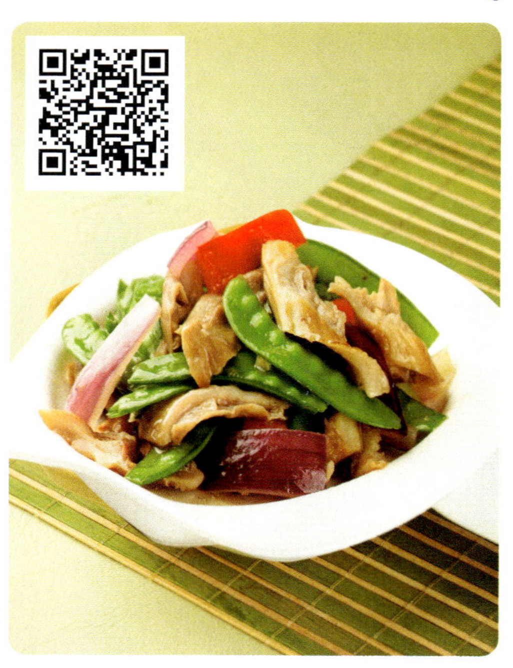

|材料| 熟猪肚150克，荷兰豆100克，洋葱40克，彩椒35克，姜片、蒜末、葱段各少许

|调料| 盐3克，鸡粉2克，料酒10毫升，水淀粉5毫升，食用油适量

|做法|

①洋葱切条，彩椒切块，熟猪肚切片。荷兰豆和洋葱、彩椒汆水。

②用油起锅，放入姜片、蒜末、葱段，爆香；倒入猪肚，炒匀；加料酒、生抽，炒匀提味；放荷兰豆、洋葱、彩椒，快速炒匀，加入鸡粉、盐、水淀粉，炒匀。

③盛出炒好的菜肴，装盘即成。

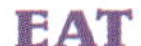

黄花菜猪肚汤

▶清热解毒、止渴生津

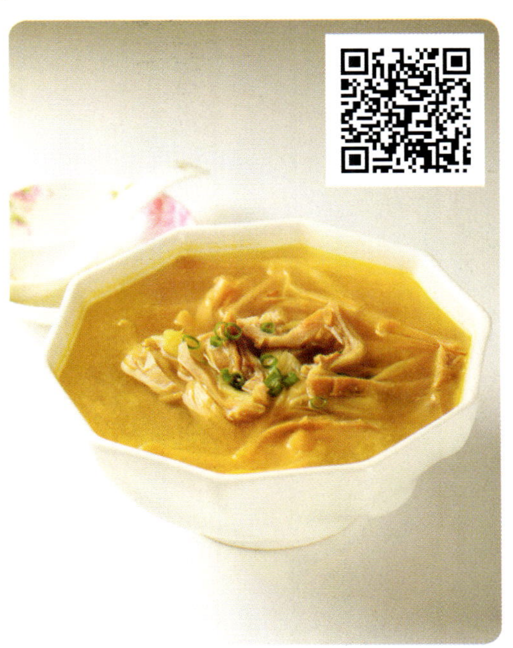

|材料| 熟猪肚140克，水发黄花菜200克，姜末、葱花各少许

|调料| 盐3克，鸡粉3克，料酒8毫升

|做法|

①熟猪肚切条，泡发好的黄花菜去蒂。

②砂锅中注水，放入猪肚、姜末、料酒，用小火煮20分钟。倒入黄花菜，搅匀，续煮15分钟，至全部食材熟透。加入盐、鸡粉搅匀调味。

③关火后盛出煮好的汤料，装入碗中，撒上葱花即成。

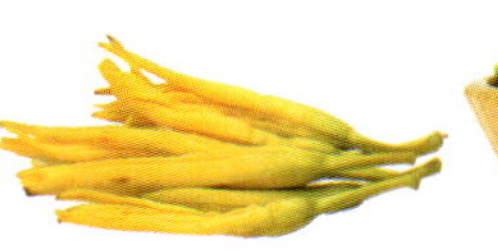

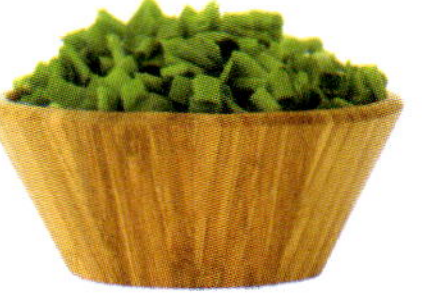

生姜肉桂炖猪肚

▶暖脾养胃、除积祛冷

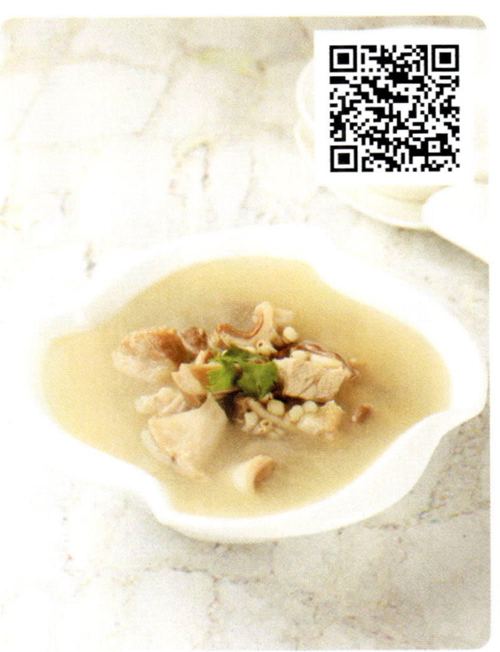

|材料| 猪肚块350克，瘦肉丁90克，水发薏米70克，肉桂30克，姜片少许

|调料| 盐3克，鸡粉2克，料酒10毫升

|做法|

①猪肚块和瘦肉丁氽水。

②砂锅中注水烧开，放入姜片、薏米、肉桂。倒入氽过水的材料，加料酒，煮沸后用小火煲煮约60分钟，至食材熟透。加盐、鸡粉，拌匀调味。转中火续煮片刻，至汤汁入味。

③关火后盛出煮好的猪肚汤，装入碗中即成。

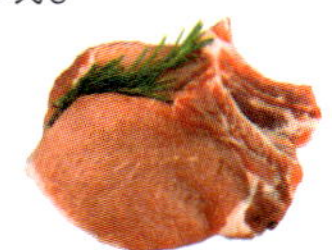

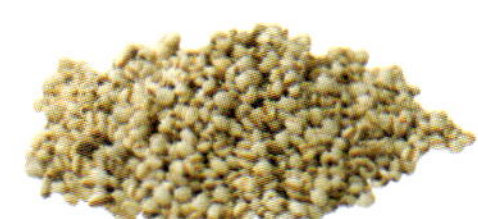

猪血

【ZHUXUE】

——清肠通便、净化肠道

调养原理

猪血具有补血止血、理血祛瘀、利大肠的功效，对贫血、中腹胀满、肠胃不适等症的患者有食疗作用。猪血中的血浆蛋白被人体内的胃酸分解后，会产生一种能解毒清肠的分解物，能清除肠道内的粉尘及金属微粒等有害物质。

最佳组合

猪血+菠菜 ▶ 润肠通便

猪血+韭菜 ▶ 健胃清肠

食用建议

①猪血不宜单独烹饪，用葱、姜、辣椒等调味料可去除其异味。

②胃下垂、痢疾、腹泻患者及高胆固醇血症、肝病、高血压和冠心病患者不宜食用猪血。

③猪血不宜与大豆同食，否则易引起消化不良。猪血不宜与海带同食，否则容易导致便秘。

韭菜炒猪血

▶补肾温阳、益肝健胃

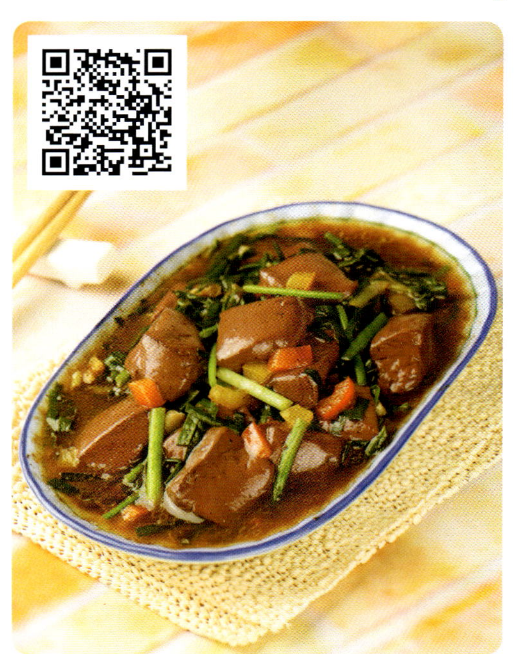

|材料| 韭菜150克，猪血200克，彩椒70克，姜片、蒜末各少许

|调料| 盐4克，鸡粉2克，沙茶酱15克，水淀粉8毫升，食用油适量

|做法|

①韭菜切段。彩椒切粒。猪血切小块，汆水。

②用油起锅，加姜片、蒜末、彩椒、韭菜段、沙茶酱、猪血，翻炒匀，加入适量清水，放盐、鸡粉调味。淋入水淀粉快速翻炒均匀。

③盛出炒好的食材，装入盘中即成。

猪血韭菜粥

▶补血益气、健脾养胃

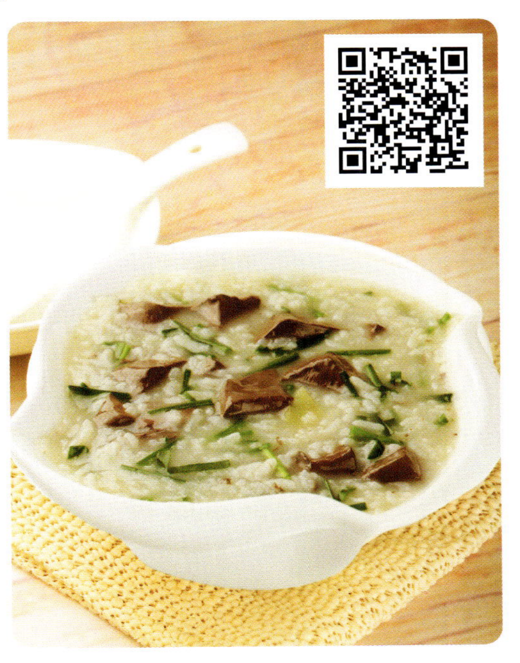

|材料| 猪血200克，水发大米150克，韭菜90克，姜片少许

|调料| 盐、鸡粉各2克

|做法|

①将洗净的韭菜切段；洗好的猪血切开，再切成小方块。

②砂锅中注水烧开，倒入洗净的大米，煮沸后用小火煮约30分钟，至米粒变软。

③撒上姜片，倒入猪血块，用小火续煮约3分钟，至猪血八成熟。

④倒入韭菜，轻轻搅拌，待其断生后加入少许盐、鸡粉，搅匀调味，续煮一会儿，至全部食材熟透即成。

莴笋猪血豆腐汤

▶益气补血、润肠和胃

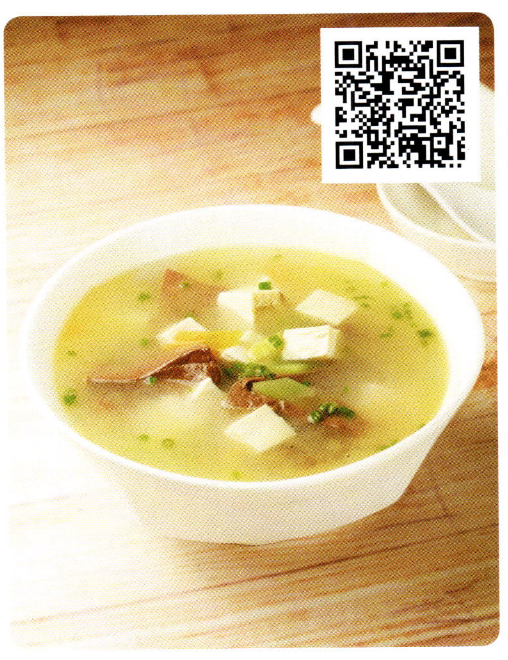

|材料| 莴笋100克，胡萝卜90克，猪血150克，豆腐200克，姜片、葱花各少许

|调料| 盐2克，鸡粉3克，胡椒粉少许，芝麻油2毫升，食用油适量

|做法|

①胡萝卜和莴笋切片。豆腐和猪血切小块。

②用油起锅，放入姜片，爆香。加水烧开，加盐、鸡粉、莴笋、胡萝卜、豆腐块、猪血，用中火煮2分钟，至食材熟透。加鸡粉、芝麻油，拌匀，略煮片刻，至食材入味。

③关火后盛出煮好的汤，装入汤碗中，撒上葱花即成。

牛肉

【NIUROU】

——补脾胃、益气血、强筋骨

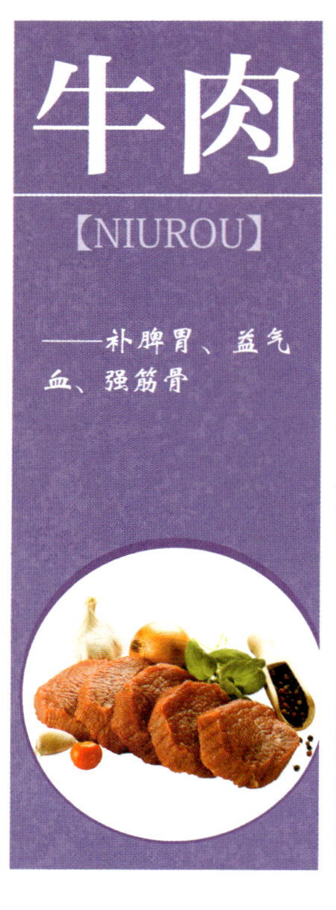

调养原理

牛肉能补脾胃、益气血、强筋骨，对虚损羸瘦、消渴、脾弱不运、腰膝酸软、久病体虚、面色萎黄、头晕目眩等病症的患者有食疗作用。寒冬食牛肉，有暖胃作用，为寒冬补益佳品。

最佳组合

牛肉+土豆 ▶ 保护胃黏膜

牛肉+洋葱 ▶ 补脾健胃

食用建议

①由于牛肉韧性较强，建议烹调牛肉前，将牛肉切成细丝，不但易熟，口感也较好。

②内热者，皮肤病、肝病和肾病患者不宜食用牛肉。

③牛肉与仙人掌同食，可起到抗癌止痛、提高机体免疫功能的效果。

④牛肉忌与田螺同食，否则会引起消化不良。

海带牛肉卷

▶清肠通便、软坚散结

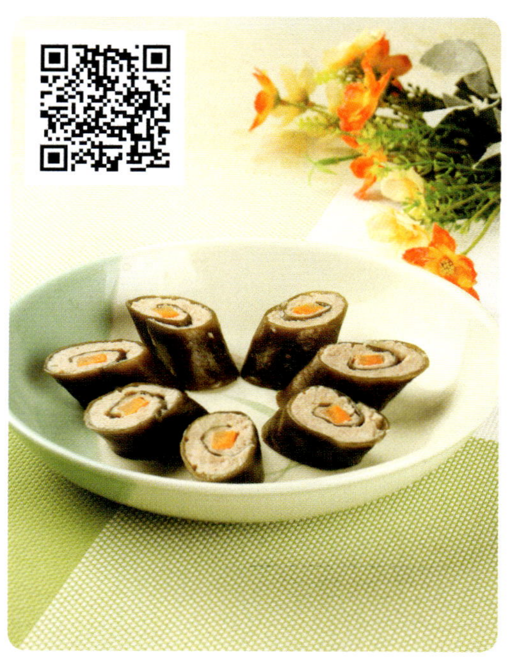

|材料| 水发海带400克，牛肉末200克，胡萝卜条60克

|调料| 盐3克，鸡粉2克，胡椒粉少许，生粉20克，生抽3毫升，白醋5毫升，水淀粉、食用油各适量

|做法|

①牛肉末加盐、鸡粉、生抽、胡椒粉、水淀粉，搅拌起劲，制成肉馅。胡萝卜条和海带汆水。

②案板撒生粉，放上海带铺平，倒入肉馅，放上胡萝卜条，制作成海带卷，抹水淀粉封口，制成生坯，放入蒸盘中。

③蒸锅上火烧开，放入蒸盘，用中火蒸约10分钟至食材熟透。

④取出海带牛肉卷，切成小段即成。

子姜菠萝炒牛肉

▶解暑止渴、消食止泻

|材料| 嫩姜100克，菠萝肉100克，红椒15克，牛肉180克，蒜末、葱段各少许

|调料| 盐3克，鸡粉、食粉、鸡粉各少许，番茄汁15毫升，料酒、水淀粉、食用油各适量

|做法|

①嫩姜切片。红椒切小块。菠萝肉切小块。牛肉切片，放入少许盐抓匀，腌渍5分钟。放食粉、盐、鸡粉、水淀粉、食用油拌匀，腌渍10分钟至入味。姜片、菠萝、红椒汆水。

②用油起锅，放入蒜末，爆香。倒入牛肉片，炒至转色，加料酒、焯好的材料，炒匀。加番茄汁、水淀粉炒匀。

③盛入盘中，放入葱段即成。

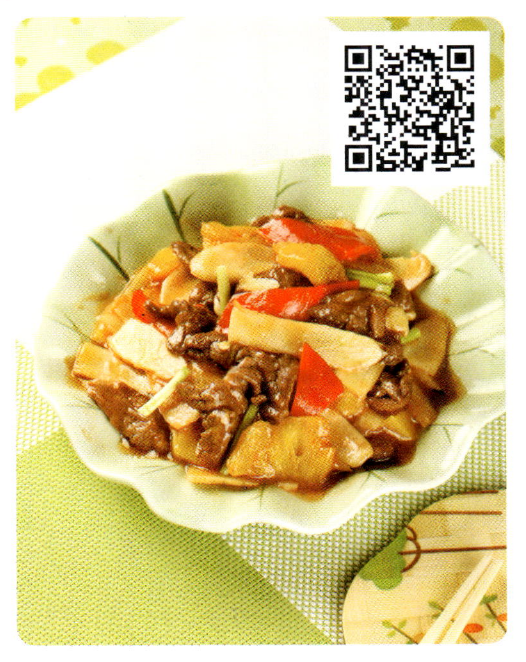

牛肉炒鸡蛋

▶补气益血、健脾益胃

|材料| 牛肉200克，鸡蛋2个，葱花少许

|调料| 盐2克，鸡粉2克，料酒、生抽、水淀粉、食用油各适量

|做法|

①牛肉切片，加生抽、盐、鸡粉、水淀粉、食用油，腌渍10分钟至入味。鸡蛋打入碗中，加盐、鸡粉、水淀粉，调匀。

②用油起锅，倒入牛肉，炒至变色，淋入料酒，炒香。倒入蛋液，炒熟。撒入葱花，炒出香味。

③将炒好的材料盛出，装盘即成。

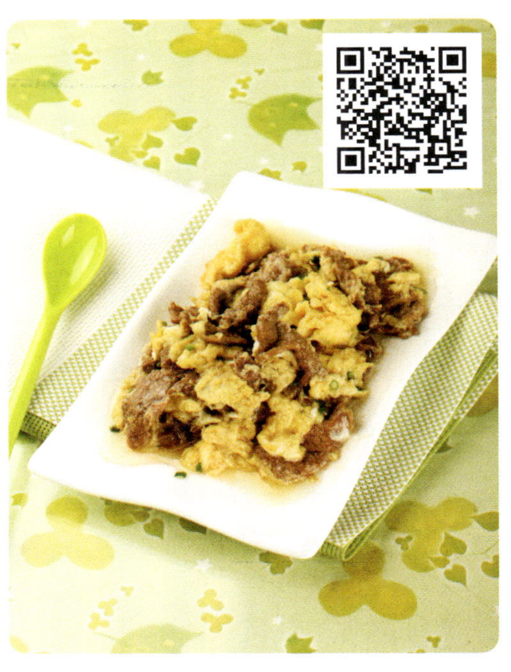

牛肚

【NIUDU】

——补气养血、补脾益胃

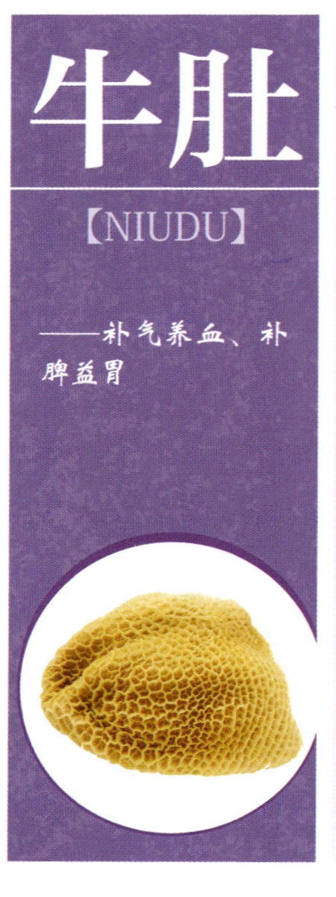

调养原理

牛肚具有补益脾胃、补气养血、补虚益精之效，一般人都可食用，尤其适用于脾虚消化不良、小儿疳积、内脏下垂、贫血气虚、疲倦乏力、低血压等患者，可常食。

最佳组合

牛肚+黄芪、升麻 ▶ 补气血，提升内脏

牛肚+薏米、陈皮 ▶ 治疗脾虚、消化不良

食用建议

①烹调牛肚时忌时间过短，一般需一个半小时左右；本品可与薏苡仁煮粥食，或加适量橘皮、生姜煮汤服食。

②牛肚宜放入冰箱冷冻保存。

③牙齿发育不全的小孩及老人不宜食用牛肚。

④牛肚忌与芦荟同食，否则不利于营养的吸收。

莲子芡实牛肚汤

▶补益脾胃、补气养血

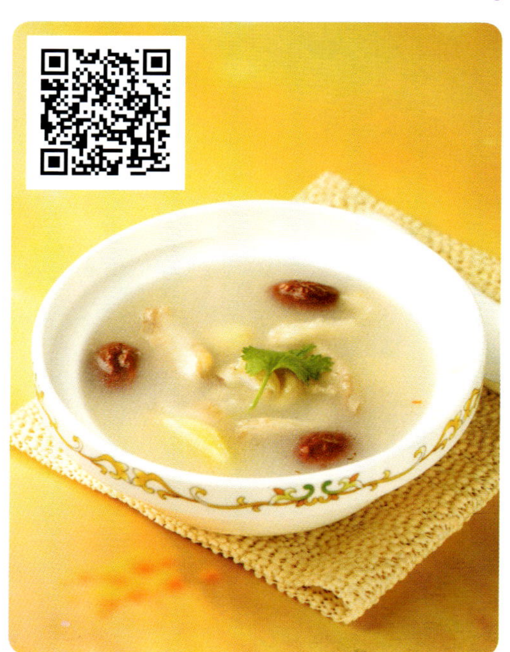

|材料| 水发莲子70克，红枣20克，芡实30克，姜片25克，牛肚250克

|调料| 盐2克，鸡粉2克，料酒10毫升

|做法|

①牛肚切小块，汆水。

②锅中注水烧开，加入姜片、莲子、红枣、芡实、牛肚，淋入料酒，搅拌均匀，烧开后转小火炖90分钟，至食材熟透。

③放入盐、鸡粉，搅拌片刻，至食材入味。

④盛出炖煮好的汤，装入碗中即成。

牛肚枳实砂仁汤

▶开胃消食、健脾补气

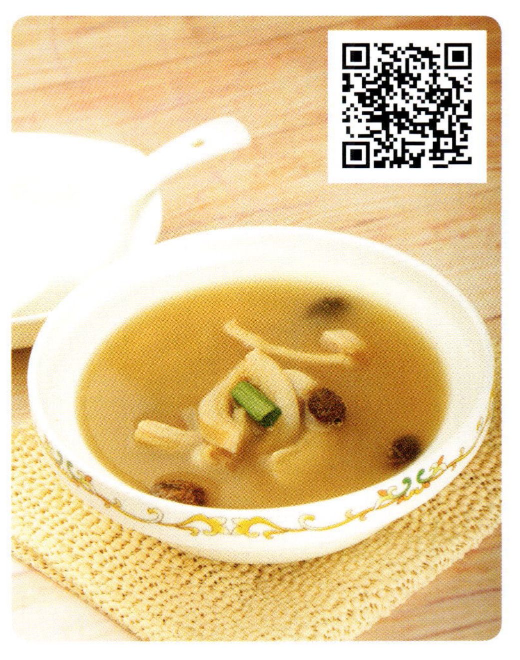

|材料| 牛肚200克，姜片15克，枳实7克，砂仁5克

|调料| 料酒8毫升，盐2克，鸡粉2克，胡椒粉少许

|做法|

①牛肚切条。

②砂锅注水烧开，放入姜片、枳实和砂仁。倒入牛肚，淋入料酒，拌匀，烧开后小火炖1个半小时至熟。放鸡粉、盐、胡椒粉，拌匀调味。

③盛出煮好的汤，装入汤碗中即成。

麦芽淮山煲牛肚

▶益气健脾、润滑肠胃

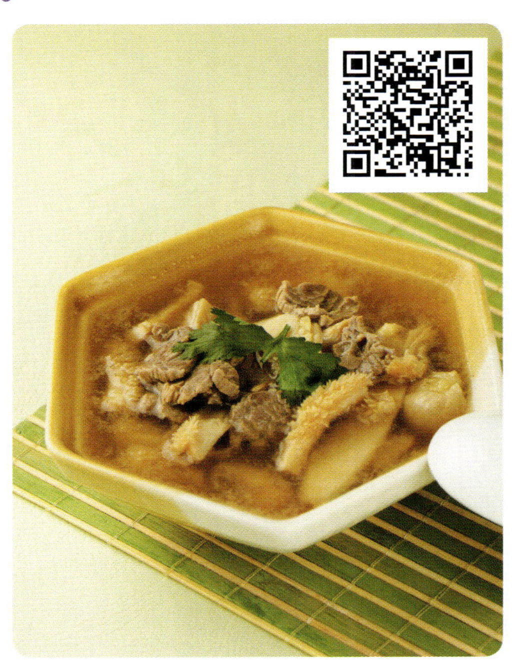

|材料| 麦芽20克，淮山45克，牛肉200克，牛肚200克

|调料| 鸡粉2克，盐2克，料酒适量

|做法|

①牛肚和牛肉切片，汆水。

②锅中注水烧开，放入麦芽、淮山。淋入料酒，倒入牛肚、牛肉，烧开后用小火炖2小时，至食材熟烂。放入鸡粉、盐拌匀，略煮片刻，至食材入味。

③关火后把煮好的汤盛出，装入碗中即成。

草鱼

【CAOYU】

——暖胃平肝、祛风降压

调养原理

草鱼具有暖胃、平肝、祛风、降压、祛痰及轻度镇咳等功能，是温中补虚的养生食品，经常食用能够增强体质、延缓衰老。对于身体瘦弱、食欲不振的人来说，草鱼肉嫩而不腻，可以开胃、滋补。

最佳组合

草鱼+莼菜 ▶ 健脾和胃、利水消肿

草鱼+鸡蛋 ▶ 温补强身

食用建议

①选购草鱼时要选游在水底层，且鳃盖起伏均匀在呼吸的鲜活草鱼。

②女性在月经期不宜食用草鱼。

③草鱼忌与甘草同食，否则易引起中毒。草鱼忌与咸菜同食，否则易生成有毒物质。

木瓜草鱼汤

▶暖胃平肝、降压祛痰

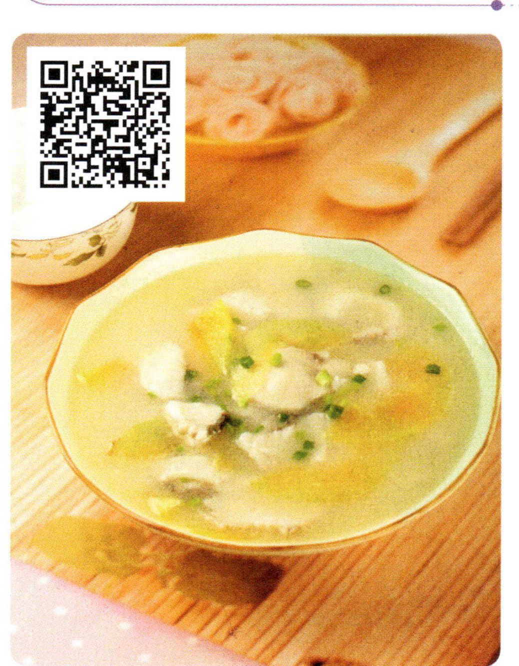

|材料| 草鱼肉300克，木瓜230克，姜片、葱花各少许

|调料| 盐3克，鸡精3克，水淀粉6毫升，炼乳、胡椒粉、食用油各适量

|做法|

①木瓜切片。草鱼肉切片，加盐、鸡粉、胡椒粉、水淀粉、食用油拌匀，腌渍10分钟，至其入味。

②用油起锅，倒入姜片、木瓜，翻炒均匀；加水，煮沸；加炼乳，煮化；加盐、鸡粉、胡椒粉，搅拌均匀；倒入鱼片，搅散，煮至沸。

③关火后盛出煮好的汤料，装入碗中，撒入葱花即成。

啤酒炖草鱼

▶补虚益气、和胃生津

|材料| 草鱼块350克，啤酒200毫升，姜片、蒜末、葱段各少许

|调料| 盐3克，鸡粉2克，料酒4毫升，食用油适量

|做法|

①将草鱼块装在盘中，放1克盐、料酒腌渍10分钟，去除鱼腥味。

②用油起锅，倒入姜片，用大火爆香。放入鱼块，用小火煎一会儿，至散发出香味。撒上蒜末，倒入清水和啤酒，轻轻搅动一下，加入2克盐、鸡粉，拌匀调味，煮沸后用小火煮约5分钟，至食材熟透。

③搅拌几下，盛出炖煮好的汤，装在碗中，撒上葱段即成。

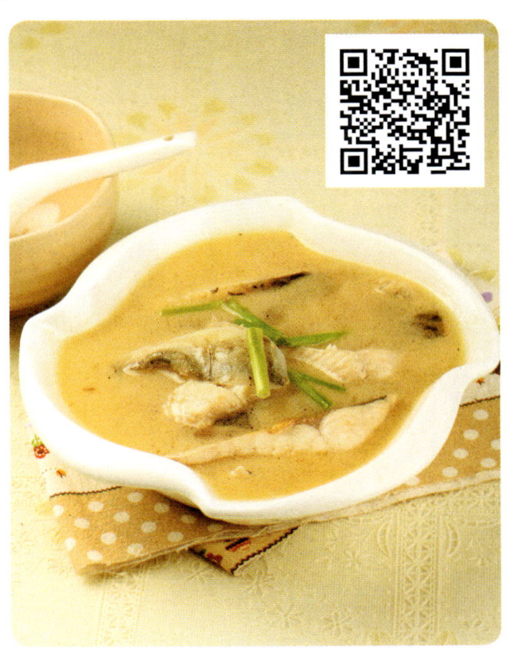

茶树菇草鱼汤

▶健肾平肝、清热明目

|材料| 水发茶树菇90克，草鱼肉200克，姜片、葱花各少许

|调料| 盐3克，鸡粉3克，胡椒粉2克，料酒5毫升，芝麻油3毫升，水淀粉4毫升

|做法|

①洗好的茶树菇切去老茎，氽水。草鱼肉切成双飞片，加料酒、1克盐、1克鸡粉、1克胡椒粉、水淀粉、1毫升芝麻油拌匀，腌渍10分钟。

②锅中注水烧开，倒入茶树菇、姜片，搅匀。淋入2毫升芝麻油，加2克盐、2克鸡粉、1克胡椒粉，搅拌匀，用大火煮至沸。放入腌好的鱼片，煮至鱼片变色。

③把煮好的汤盛出，装入汤碗中，撒入葱花即成。

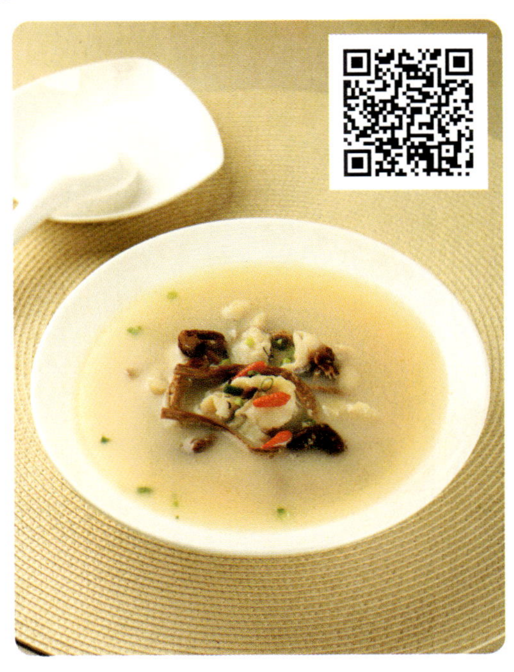

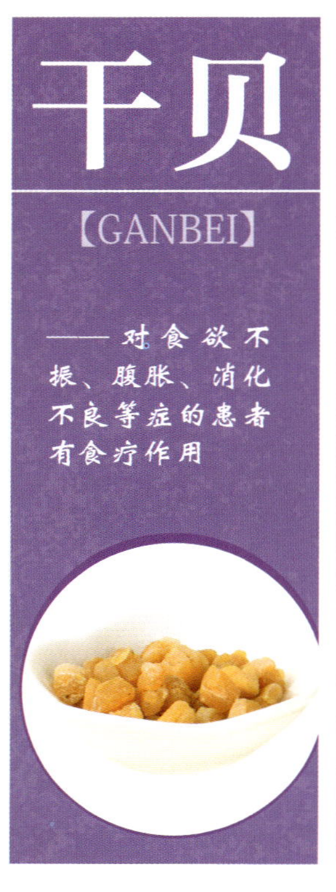

干贝

【GANBEI】

——对食欲不振、腹胀、消化不良等症的患者有食疗作用

调养原理

干贝含有蛋白质、脂肪、多种维生素、谷氨酸钠及钙、磷、锌等多种营养成分，具有滋阴补肾、利五脏、降血压、降胆固醇、补益健身的功效，对头晕目眩、咽干口渴、虚劳咯血、脾胃虚弱等症的患者有食疗作用。

最佳组合

干贝+瓠瓜 ▶ 滋阴润燥

干贝+瘦肉 ▶ 滋阴补肾

食用建议

①干贝中有不少病毒、寄生虫，要煮熟才能食用，以免传染上肝炎、寄生虫等疾病。

②干贝含有丰富的胺类物质，香肠含有亚硝酸盐，两种食物同时吃会结合成亚硝胺，对人体有害。

③干贝烹调前应用温水浸泡胀发，或用少量清水加黄酒、姜、葱隔水蒸软，然后烹制。

干贝烧海参

▶补肾强身、增强免疫力

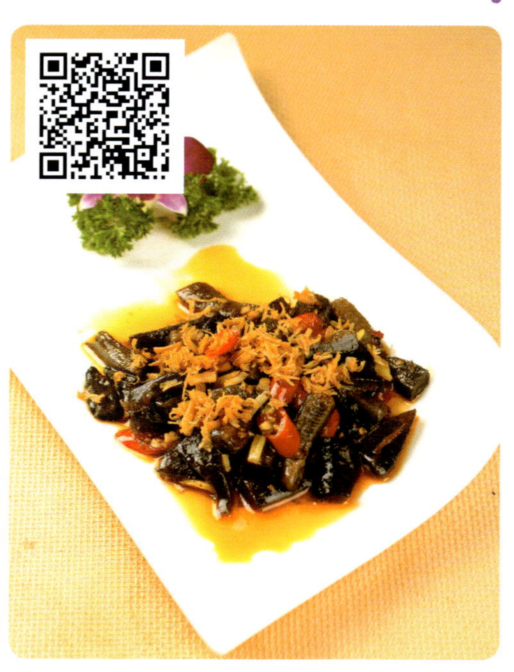

|材料| 水发海参140克，干贝15克，红椒圈、姜片、葱段、蒜末各少许

|调料| 豆瓣酱10克，盐3克，鸡粉2克，蚝油4克，料酒5毫升，水淀粉、食用油各适量

|做法|

①洗净的海参切小块，汆水。干贝压成细末，入热油中炸熟软后捞出，沥干油，待用。

②用油起锅，放入姜片、葱段、蒜末，用大火爆香。放入红椒圈、海参、料酒、豆瓣酱、蚝油、盐、鸡粉翻炒片刻，至食材熟透。倒入适量水淀粉翻炒至食材入味。

③关火后盛出炒好的菜肴，撒上干贝末即成。

干贝苦瓜粥

▶滋阴补肾、补益健身

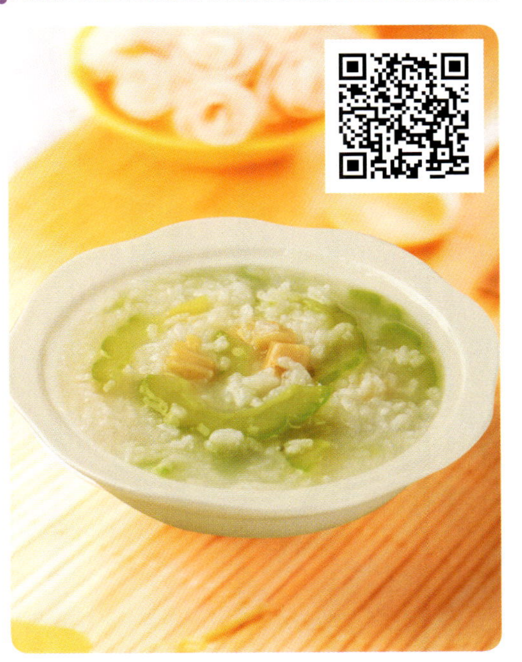

|材料| 水发大米120克，苦瓜100克，干贝35克，姜片少许

|调料| 盐2克，芝麻油少许

|做法|

①将洗净的苦瓜去除瓜瓤，切片。

②砂锅中注入水烧开，倒入干贝、大米、姜片，略微搅拌，煮沸后用小火煮约30分钟，至米粒变软。倒入苦瓜片，搅拌匀，用小火续煮约5分钟，至全部食材熟透。加盐、芝麻油，拌煮片刻，至粥入味。

③关火后盛出煮好的粥，装入汤碗中即可食用。

干贝炒丝瓜

▶健脾益胃、生津止渴

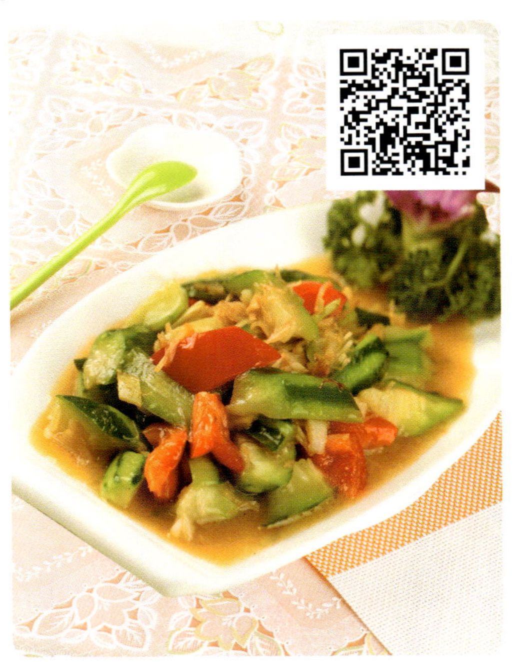

|材料| 丝瓜200克，彩椒50克，干贝30克，姜片、蒜末、葱段各少许

|调料| 盐2克，鸡粉2克，料酒、生抽、水淀粉、食用油各适量

|做法|

①丝瓜切片。彩椒切小块。用刀将泡好的干贝压烂。

②炒锅注油烧热，放入姜片、蒜末、葱段，爆香。倒入干贝，炒匀，淋入料酒，炒香。倒入丝瓜、彩椒，拌炒匀。淋入清水，炒至熟软。加盐、鸡粉、生抽，炒匀调味。倒入水淀粉快速翻炒均匀。

③将炒好的食材盛出，装入盘中即成。

鲫鱼

【JIYU】

——健脾温中、清热解毒

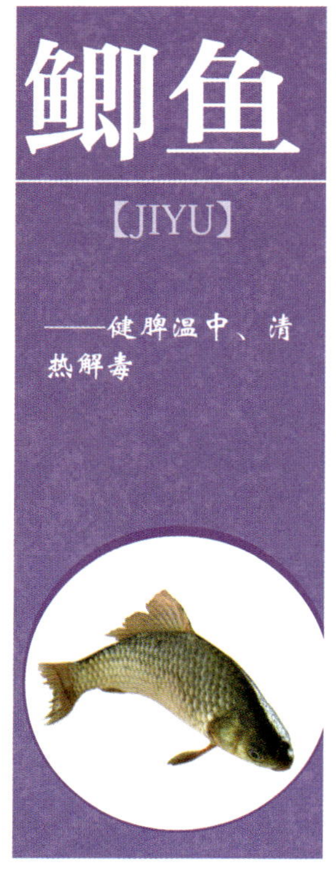

调养原理

鲫鱼性平味甘，入脾、胃、大肠经，具有和中补虚、除湿利水、补虚羸、温胃进食、补中益气之功效，对食欲不振、消化不良、恶心呕吐、脾胃虚弱及胃肠溃疡等症的患者有食疗作用。

最佳组合

鲫鱼+木耳 ▶ 润肤抗衰老

鲫鱼+花生 ▶ 利于营养吸收

食用建议

①选购鲫鱼时要选身体扁平颜色偏白的，这样的鲫鱼肉质很嫩。

②鲫鱼适合慢性肾炎水肿、肝硬化腹水、营养不良性水肿、孕妇产后乳汁缺少，以及脾胃虚弱、饮食不香、小儿麻疹初期、痔疮出血、慢性久痢等患者食用。

③鲫鱼忌与蜂蜜同食，否则易引起中毒。

黄花菜鲫鱼汤

▶健脾温中、清热解毒

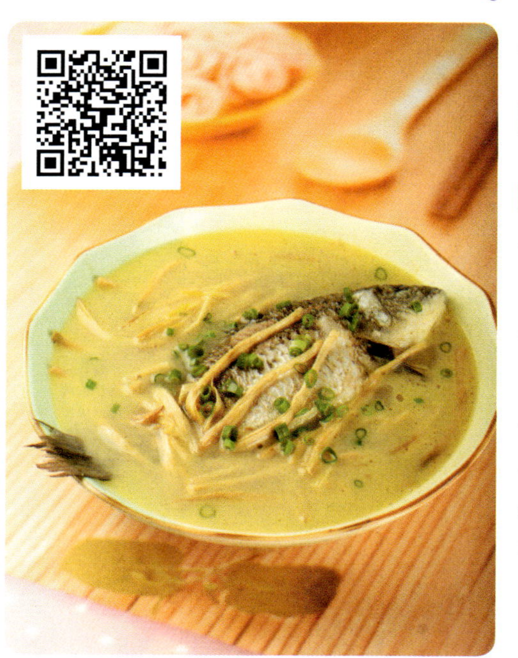

|材料| 鲫鱼350克，水发黄花菜170克，姜片、葱花各少许

|调料| 盐3克，鸡粉2克，料酒10毫升，胡椒粉少许，食用油适量

|做法|

①锅中注油烧热，加入姜片，爆香。放入处理干净的鲫鱼，煎出焦香味。

②锅中倒入适量开水，放入煎好的鲫鱼。淋入料酒，加入盐、鸡粉、胡椒粉。倒入洗好的黄花菜，搅拌匀，用中火煮3分钟。

③揭开盖，把煮好的鱼汤盛出，装入汤碗中，撒上葱花即成。

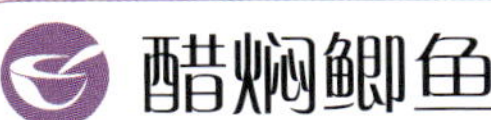

醋焖鲫鱼

▶益气补血、健脾利湿

|材料| 净鲫鱼350克，花椒、姜片、蒜末、葱段各少许

|调料| 盐、鸡粉、白糖、老抽、生抽、陈醋、生粉、水淀粉、油各适量

|做法|

①将处理干净的鲫鱼撒少许盐，淋生抽，撒上生粉，裹匀鱼身，腌渍片刻；热锅注油烧热，放入鲫鱼，中火炸至金黄色。

②锅底留油烧热，放入花椒、姜片、蒜末、葱段，爆香；注入适量清水，加生抽、白糖、盐、鸡粉、陈醋，煮沸，放入鲫鱼，淋入老抽，边煮边浇汁，转小火煮至鱼肉入味；盛出待用。

③将锅中留下的汤汁烧热，用水淀粉勾芡，调成味汁，浇在鱼身上即成。

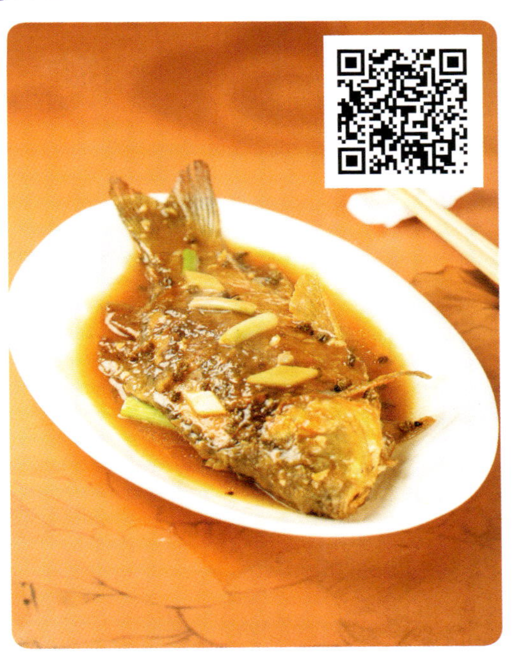

山药蒸鲫鱼

▶健脾补肺、益胃补肾

|材料| 鲫鱼400克，山药80克，葱条30克，姜片20克，葱花、枸杞各少许

|调料| 盐2克，鸡粉2克，料酒8毫升

|做法|

①山药切粒，鲫鱼两面切上一字花刀，放入部分姜片、葱条、料酒、盐、鸡粉，拌匀，腌渍15分钟，至其入味。将腌渍好的鲫鱼装入盘中，撒上山药粒，放上剩余姜片。

②把蒸盘放入烧开的蒸锅中，用大火蒸10分钟，至食材熟透。

③取出蒸好的山药鲫鱼。夹去姜片，撒上葱花、枸杞即成。

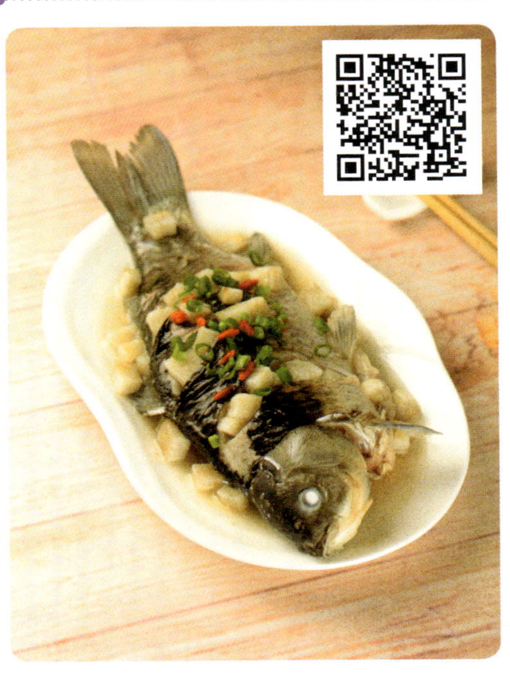

鲤鱼

【LIYU】

——健胃滋补、健脾益肾

调养原理

鲤鱼富含蛋白质、糖类、脂肪、多种维生素、钙、铁、磷、谷氨酸等成分，具有利水健胃、止咳平喘、健脾益肾的功效。

最佳组合

鲤鱼+冬瓜 ▶ 增强免疫力

鲤鱼+黑豆 ▶ 利水消肿

食用建议

①好的鲤鱼游在水的下层，呈纺锤形、青黄色，呼吸时鳃盖起伏均匀。

②鲤鱼适合食欲低下、胎动不安、心脏性水肿、营养不良性水肿、脚气水肿、女性妊娠水肿、肾炎水肿、黄疸肝炎、肝硬化腹水、咳喘等症患者食用。

③鲤鱼忌与甘草、南瓜同食，否则易引起中毒。

紫苏烧鲤鱼

▶补脾健胃、利水消肿

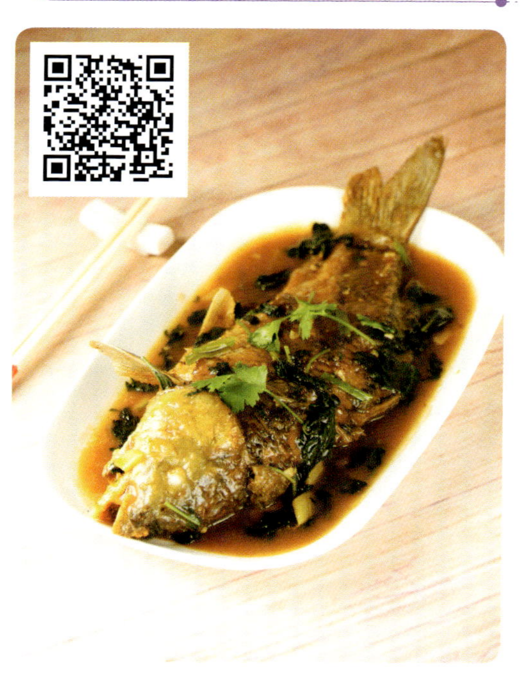

|材料| 鲤鱼1条，紫苏叶30克，姜片、蒜末、葱段各少许

|调料| 盐4克，鸡粉3克，生粉20克，生抽5毫升，水淀粉10毫升，食用油适量

|做法|

①紫苏叶切段。在鲤鱼上均匀地撒上2克盐、1克鸡粉、生粉，腌渍一会儿，入热油中炸至金黄色。

②锅底留油，放入姜片、蒜末、葱段，爆香。注水，加生抽、2克盐、2克鸡粉，拌匀。放入鲤鱼，煮2分钟至入味。倒入紫苏叶，煮至熟软。

③把鲤鱼装入盘中。把锅中的汤汁加热，淋入水淀粉勾芡。将芡汁浇在鱼身上即成。

黄芪鲤鱼汤

▶补中益气、健脾养胃

|材料| 鲤鱼500克，水发红豆90克，黄芪20克，莲子40克，砂仁20克，芡实30克，姜片、葱段各少许

|调料| 料酒10毫升，盐2克，鸡粉2克，食用油适量

|做法|

①用油起锅，倒入姜片，爆香。放入鲤鱼，煎至焦黄色。

②锅中注水，放入红豆、莲子、黄芪、砂仁、芡实，用小火煮20分钟，至药材析出有效成分。放入鲤鱼，加料酒、盐、鸡粉调味，小火续煮15分钟，至食材熟透，用勺搅拌匀。

③关火后盛出煮好的汤，装入碗中，放入葱段即成。

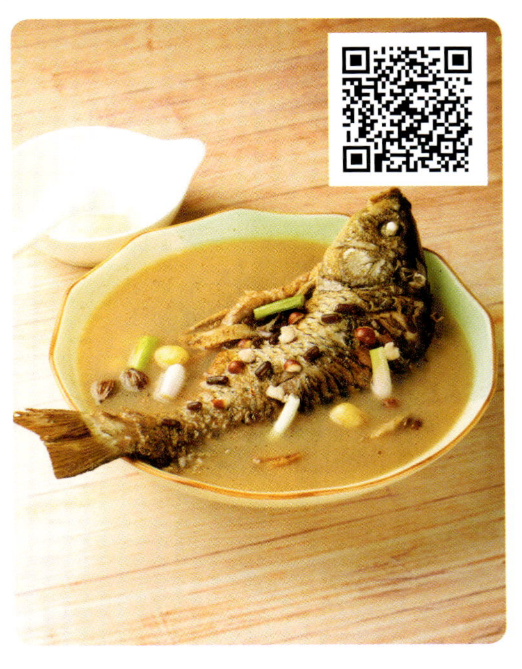

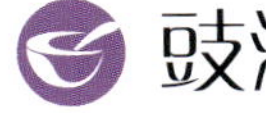

豉油蒸鲤鱼

▶补气健脾、养胃祛风

|材料| 净鲤鱼300克，姜片20克，葱条15克，彩椒丝、姜丝、葱丝各少许

|调料| 盐3克，胡椒粉2克，蒸鱼豉油15毫升，食用油少许

|做法|

①取蒸盘，摆上葱条，放入处理好的鲤鱼，放上姜片，撒上盐，腌渍一会儿。

②蒸锅上火烧开，放入蒸盘，用大火蒸7分钟，至食材熟透。

③取出蒸好的鲤鱼。拣出姜片、葱条，撒上姜丝，放上彩椒丝、葱丝，撒上胡椒粉，浇上少许热油，淋入蒸鱼豉油即成。

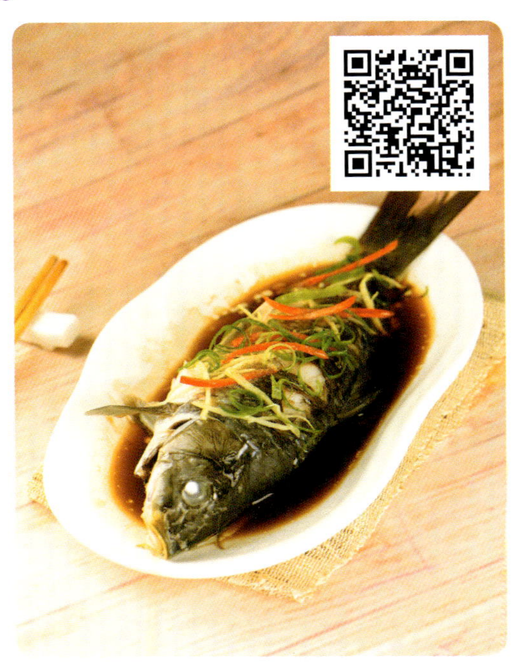

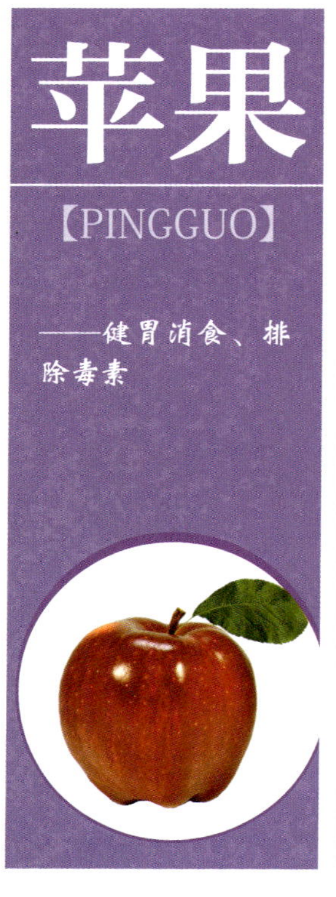

苹果

【PINGGUO】

——健胃消食、排除毒素

调养原理

苹果含有丰富的膳食纤维、果胶和营养物质，具有生津止渴、润肺除烦、健脾益胃、养心益气、润肠、止泻、解暑、醒酒等功效，适合脾虚泄泻、消化不良和癌症患者食用。

最佳组合

苹果+鱼肉 ▶ 治疗腹泻

苹果+芦荟 ▶ 消食顺气

食用建议

①苹果宜现切现吃，切开放久后不但会氧化变色，而且营养会流失。

②吃饭之后不要马上吃苹果，否则容易造成胀气，不利于消化。

③苹果忌与白萝卜同食，否则会导致甲状腺肿。

④胃寒患者、糖尿病患者不宜食用苹果。

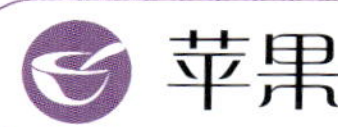

苹果奶昔

▶健脾益胃、延缓衰老

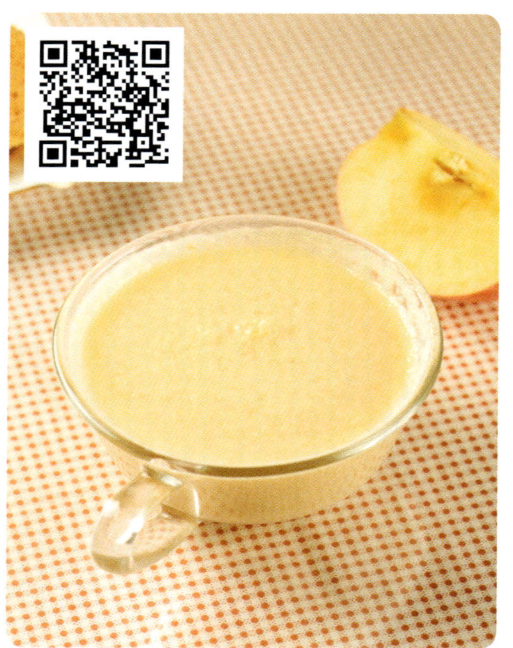

|材料| 苹果1个，酸奶200毫升

|做法|

①将洗净的苹果对半切开，去皮，切成瓣，去核，再切成小块。

②取搅拌机，放入苹果，倒入酸奶。

③盖上盖子，选择“搅拌”功能，将苹果榨成汁。

④把苹果酸奶汁倒入玻璃杯中即成。

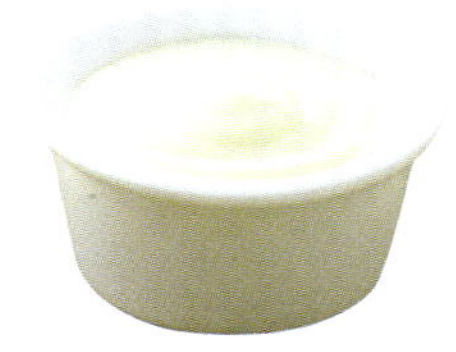

雪梨苹果山楂汤

▶健胃生津、润肺止咳

|材料| 苹果100克，雪梨90克，山楂80克

|调料| 冰糖40克

|做法|

①将洗净的雪梨、苹果和山楂分别去核，切块。

②砂锅中注水烧开，倒入切好的食材，搅拌匀。用大火煮沸，再盖上盖，转小火煮约3分钟，至食材熟软。倒入备好的冰糖，搅拌匀。用中火续煮一会儿，至糖分溶化。

③关火后盛出煮好的山楂汤，装入汤碗中即成。

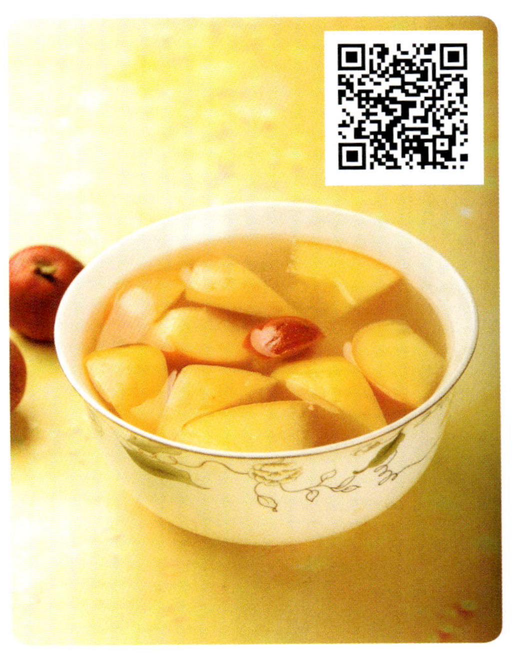

芹菜苹果汁

▶润肠通便、降压降脂

|材料| 苹果100克，芹菜90克，矿泉水少许

|调料| 白糖7克

|做法|

①将洗净的芹菜切成粒状，洗净的苹果切小块。

②取搅拌机，倒入切好的食材。注入少许矿泉水，通电后选择“搅拌”功能，使食材榨出果汁。加入白糖搅拌一会儿，至糖分溶化。

③断电后倒出榨好的芹菜苹果汁，装入碗中即成。

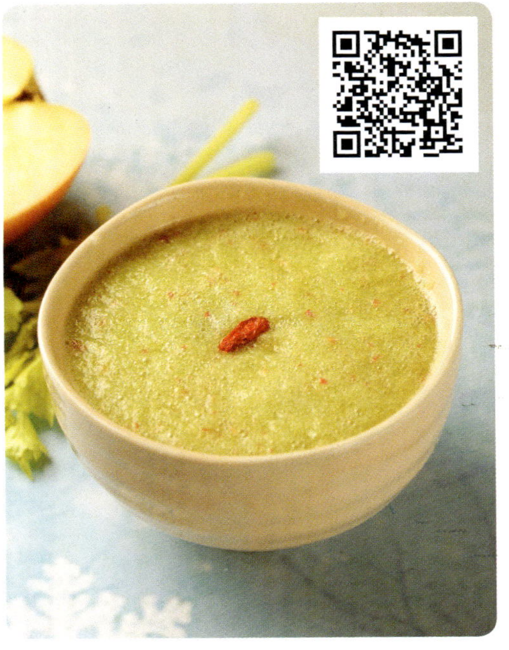

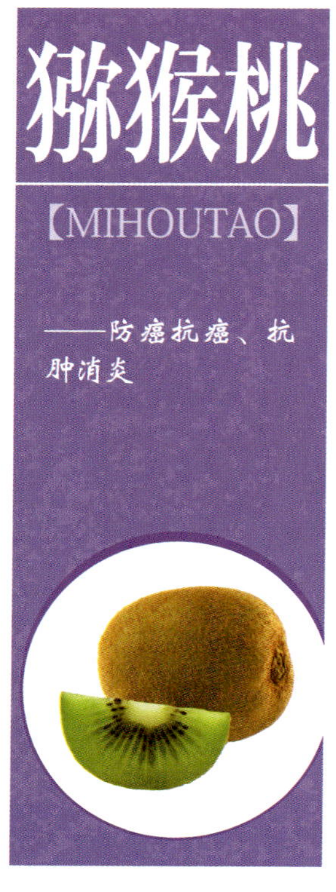

猕猴桃

【MIHOUTAO】

——防癌抗癌、抗肿消炎

调养原理

猕猴桃具有提高免疫力、抗癌、抗衰老、抗肿消炎、生津解热、调中下气、止渴利尿、滋补强身的功能，适合消化不良、胃癌、肠癌的患者食用。

最佳组合

猕猴桃+生姜 ▶ 清热和胃

猕猴桃+薏米 ▶ 抑制癌细胞

食用建议

①猕猴桃的果皮中含有许多营养素，所以用猕猴桃榨汁时，可将猕猴桃洗净，保留果皮。

②脾胃虚寒者、腹泻便溏者、糖尿病患者、先兆性流产和妊娠期的女性不宜食用猕猴桃。

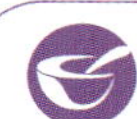

猕猴桃蛋饼

▶生津解热、调中下气

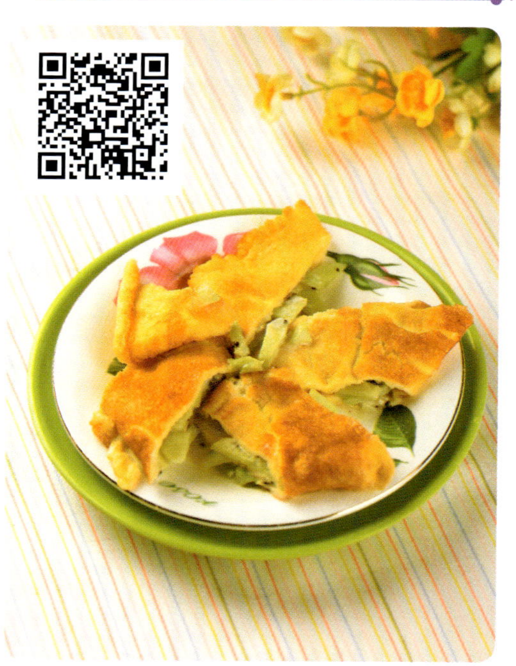

|材料| 猕猴桃50克，鸡蛋1个，牛奶50毫升

|调料| 白糖7克，生粉15克，水淀粉、食用油各适量

|做法|

①去皮洗净的猕猴桃切片；把牛奶倒入搅拌机容器中，放入猕猴桃，制成水果汁；鸡蛋打入碗中，加白糖、水淀粉、生粉，搅拌匀，制成鸡蛋糊，备用。

②煎锅中注油烧热，倒入鸡蛋糊，摊开，压平，制成圆饼的形状，再用小火煎至两面熟透。

③关火后盛出鸡蛋饼，放置在案板上，倒入水果汁，将鸡蛋饼对折两次，切成小段，摆放在盘中即成。

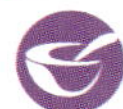

猕猴桃炒虾球

▸清热止渴、利尿通淋

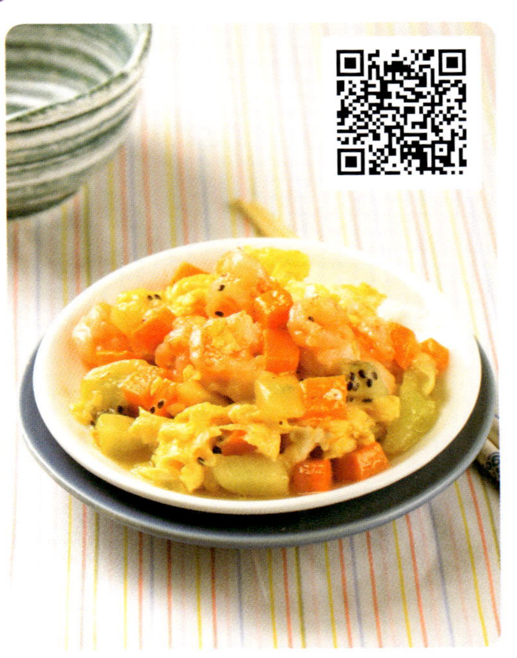

|材料| 猕猴桃60克，鸡蛋1个，胡萝卜70克，虾仁75克

|调料| 盐、水淀粉、食用油各适量

|做法|

①将去皮洗净的猕猴桃切小块。胡萝卜切丁。虾仁背部切开，去除虾线，加盐、水淀粉抓匀，腌渍10分钟至入味。鸡蛋打入碗中，放盐、水淀粉，打散调匀。胡萝卜汆水。

②虾仁入热油中炸至变色，鸡蛋炒熟。

③用油起锅，倒入胡萝卜、虾仁，炒匀。倒入鸡蛋，加盐、猕猴桃，炒匀。倒入水淀粉炒至入味。

④把炒好的材料盛出装盘即成。

猕猴桃橙奶

▸润肠通便、增强免疫力

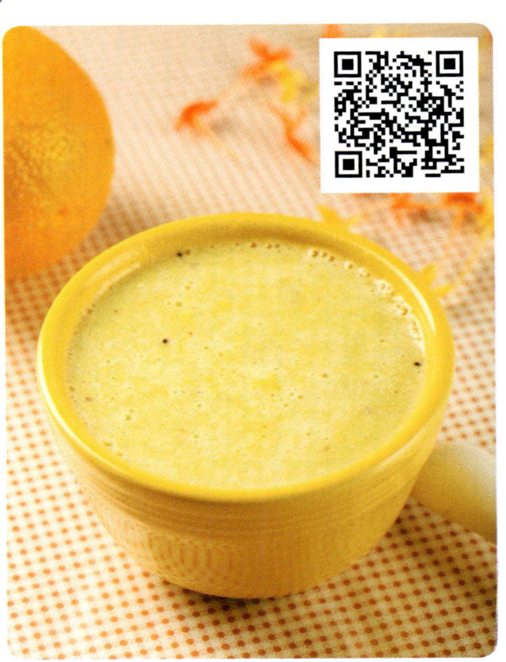

|材料| 橙子肉80克，猕猴桃50克，牛奶150毫升

|做法|

①将去皮洗净的猕猴桃切丁。橙子肉切小块。

②取搅拌机，杯中倒入切好的橙子、猕猴桃。再倒入牛奶，盖上盖子，选择“搅拌”功能，将杯中食材榨成汁。

③把榨好的猕猴桃橙奶汁倒入碗中即可饮用。

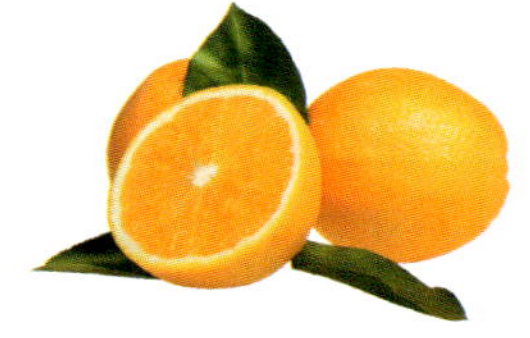

香蕉

【XIANGJIAO】

——清热解毒、润肠通便，对于便秘、痔疮患者大有益处

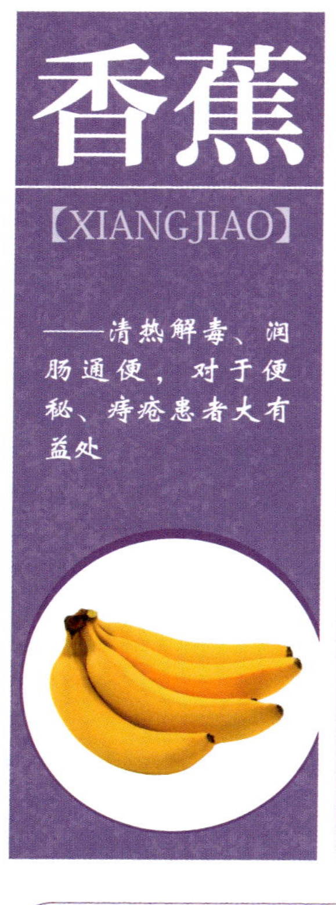

调养原理

香蕉含有蛋白质、果胶、钙、磷、铁、胡萝卜素、多种维生素和粗纤维，具有清热、通便、降压、抗癌的功效。香蕉中的维生素C是天然的免疫强化剂，可以抵抗各类感染。

最佳组合

香蕉+银耳、百合 ▶ 养肺、通便

香蕉+李子汁 ▶ 清热润肠

食用建议

①果皮颜色黄黑泛红，稍带黑斑，表皮有皱纹的香蕉风味最佳。

②慢性肠炎、虚寒腹泻、急性肾炎、慢性肾炎、风寒感冒咳嗽、糖尿病患者，胃酸过多、女子月经来潮期间及有痛经者不宜食用香蕉。

③香蕉忌与西瓜同食，否则易引起腹泻。

香蕉葡萄汁

▶清热解毒、生津除烦

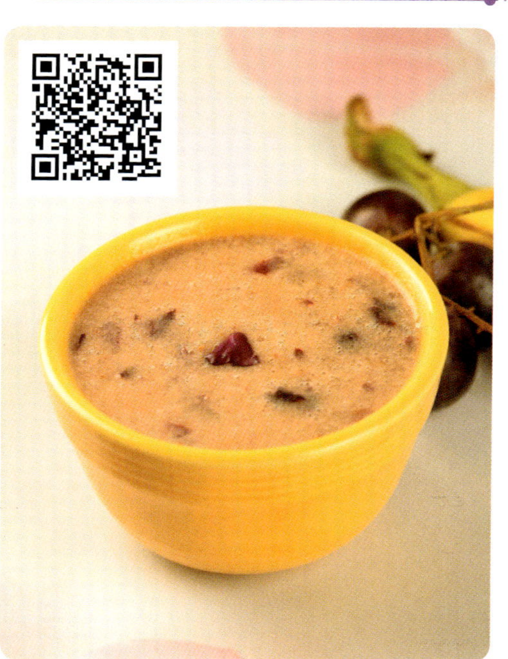

|材料| 香蕉150克，葡萄120克，纯净水适量

|做法|

①香蕉去皮，果肉切成小块，备用。

② 取搅拌机，将洗好的葡萄倒入搅拌杯中。再加入切好的香蕉，倒入适量纯净水。选择“搅拌”功能，榨取果汁。

③揭开盖，将果汁倒入杯中即成。

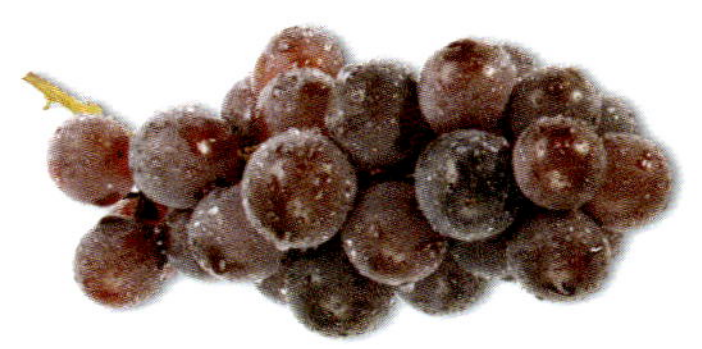

香蕉奶昔

▶润肠通便、降低血压

|材料| 香蕉1根，圣女果15克，牛奶100毫升

|做法|

①洗净的圣女果对半切开，再切成小块；香蕉去皮，果肉切成片。

②取搅拌机，把牛奶倒入杯中，加入切好的香蕉片。

③盖上盖子，选择“搅拌”功能，将杯中食材榨成香蕉牛奶汁。

④把香蕉牛奶汁倒入碗中，再放上切好的圣女果即成。

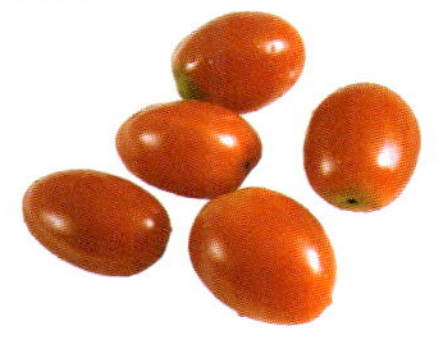

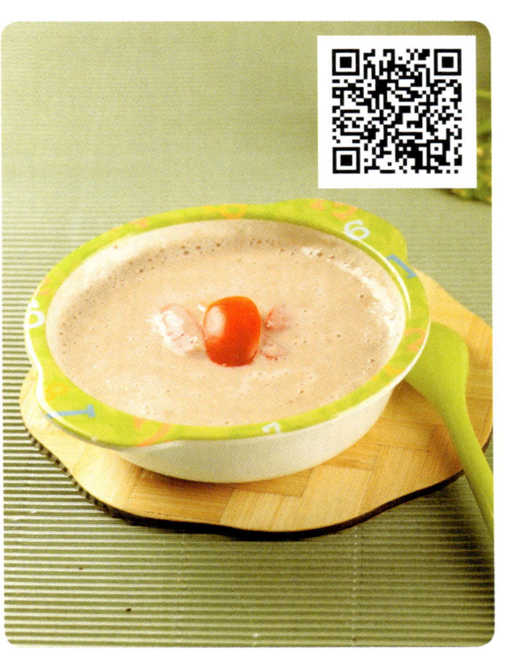

奶酪香蕉羹

▶滋阴润燥、通便利肠

|材料| 奶酪20克，熟鸡蛋1个，香蕉1根，胡萝卜45克，牛奶180毫升

|做法|

①将洗净的胡萝卜切成粒；将香蕉去皮，剁成泥状；熟鸡蛋去壳，取出蛋黄，压碎。

②汤锅中注水烧热，倒入胡萝卜，烧开后用小火煮5分钟至其熟透，捞出，用刀把胡萝卜切碎，剁成末。

③汤锅中注入适量清水，大火烧热，加入奶酪，倒入牛奶，拌匀，用小火煮约1分钟至沸。

④倒入香蕉泥、胡萝卜，拌匀煮沸，倒入鸡蛋黄，拌匀。

⑤盛出煮好的汤羹，装入碗中即成。

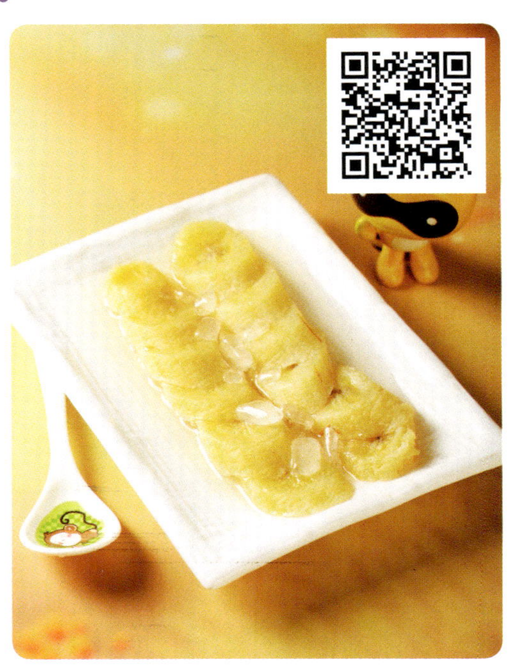

调养原理

桂圆含有多种营养物质，有补血益智、补养心脾的功效，对失眠、肠胃不适、贫血者有较好的滋补作用，对病后需要调养及体质虚弱的人有良好的食疗作用。

最佳组合

桂圆+大米 ▶ 补充元气

桂圆+莲子 ▶ 养心安神

食用建议

①桂圆适合神经性或贫血性、思虑过度所引起的心跳心慌、头晕失眠者，大脑神经衰弱、健忘和记忆力低下者，年老气血不足、产后女性体虚乏力、营养不良引起的贫血患者，肿瘤病人及更年期女性食用。

②阴虚火旺、风寒感冒、消化不良以及糖尿病患者和月经过多者慎食桂圆。

黄芪红枣桂圆甜汤

▶ 补益心脾、养血和胃

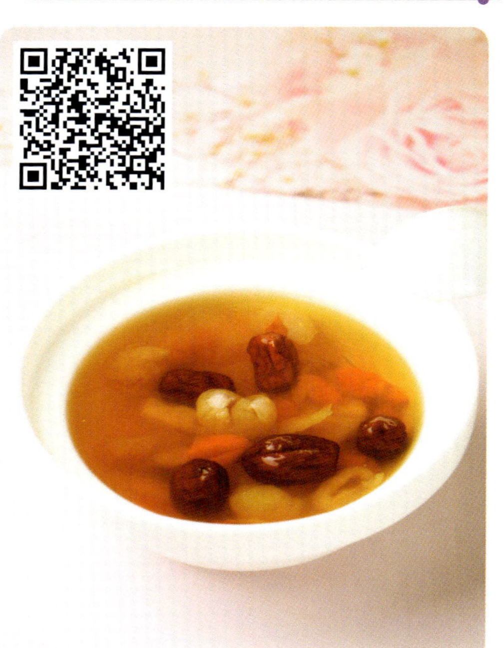

|材料| 黄芪15克，红枣25克，桂圆肉30克，枸杞8克

|调料| 冰糖30克

|做法|

①砂锅中注水烧开。

②倒入准备好的黄芪、红枣、桂圆肉、枸杞。

③盖上盖，烧开后用小火煮20分钟，至药材析出营养成分。

④揭开盖，放入备好的冰糖。

⑤搅拌匀，略煮片刻，至冰糖溶化。

⑥关火后盛出煮好的甜汤，装入碗中即可食用。

桂圆酸枣仁红枣饮

▶益气补血、健脾和胃

|材料| 桂圆肉100克，红枣20克，酸枣仁10克

|调料| 冰糖20克

|做法|

①砂锅中注水烧开，倒入洗净的红枣、酸枣仁。

②加入洗好的桂圆肉，搅拌均匀。盖上盖，用小火煮15分钟，至药材析出有效成分。放入适量冰糖搅匀，煮至冰糖完全溶化。

③关火后将煮好的药茶盛出，装入杯中即成。

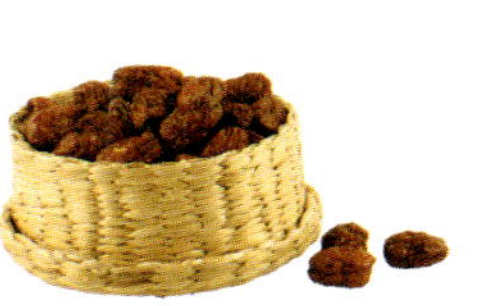

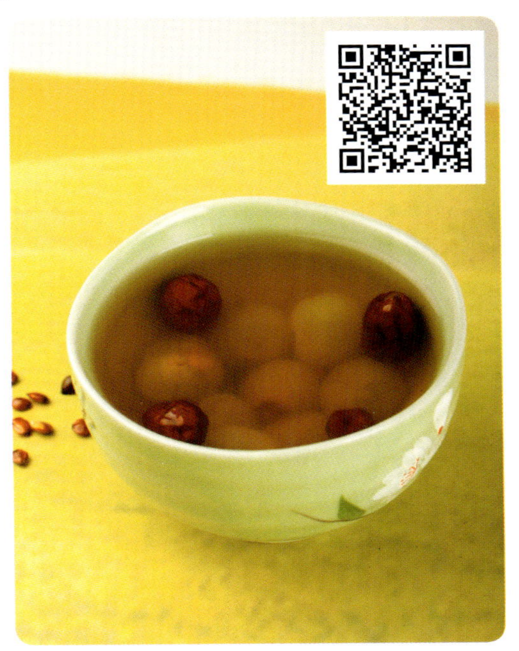

桂圆鸡片

▶养血安神、补虚益肾

|材料| 桂圆肉180克，鸡胸肉120克，彩椒50克，姜片、蒜末、葱段各少许

|调料| 盐2克，鸡粉3克，水淀粉、料酒、食用油各适量

|做法|

①将洗净的彩椒切成小块。

②洗好的鸡胸肉切成片，装入碗中，加入盐、鸡粉，腌渍10分钟至入味。

③用油起锅，下入姜片、蒜末、葱段，爆香；倒入鸡肉片，炒至变色；放入彩椒，淋入料酒，拌炒香。

④倒入准备好的桂圆肉，加入适量盐、鸡粉，炒匀调味；倒入水淀粉，将锅中食材快速拌炒均匀。

⑤把炒好的菜肴盛出，装盘即成。

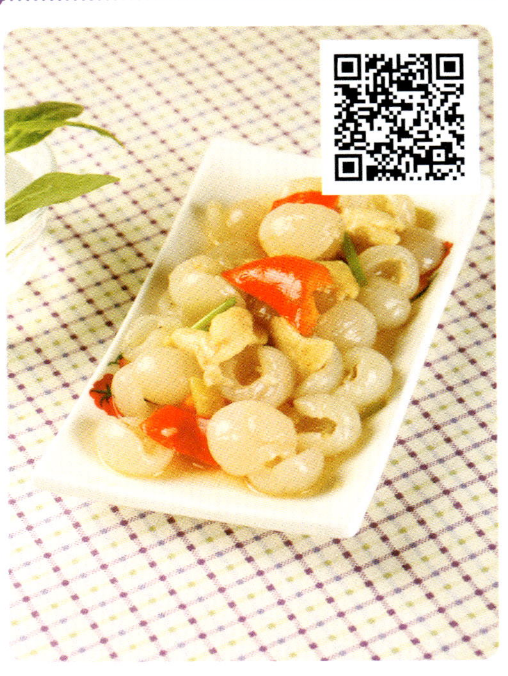

黑木耳

【HEIMUER】

——润肠通便、排除毒素

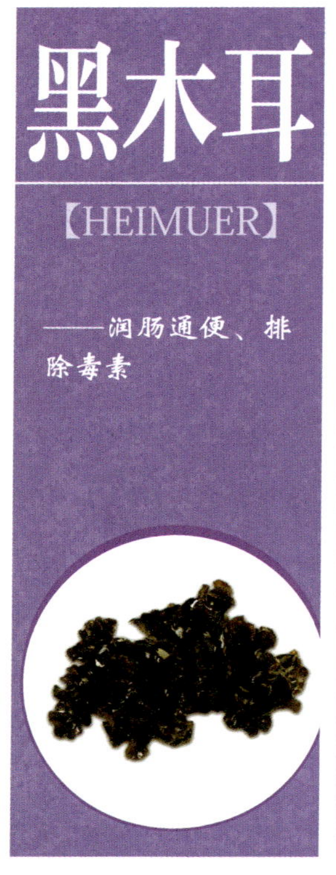

调养原理

黑木耳中富含纤维素和一种特殊的植物胶原蛋白，这两种物质能够促进肠道中脂肪食物的排泄、减少人体对脂肪的吸收，从而防止肥胖；同时，由于这两种物质能促进胃肠蠕动，防止便秘，有利于体内大便中有毒物质的及时清除和排出，从而起到预防直肠癌及其他消化系统癌症的作用。

最佳组合

黑木耳+马蹄 ▶ 补气强身、益胃助食

黑木耳+猪肉 ▶ 降低心血管病的发病率

食用建议

①烹炒黑木耳前，将其放入温水里，加点盐浸泡半个小时，可以让干木耳快速变软。

②黑木耳尤其适合脑血栓、冠心病、癌症、结石、便秘等患者食用。

木耳炒百合

▶营养滋补、养心安神

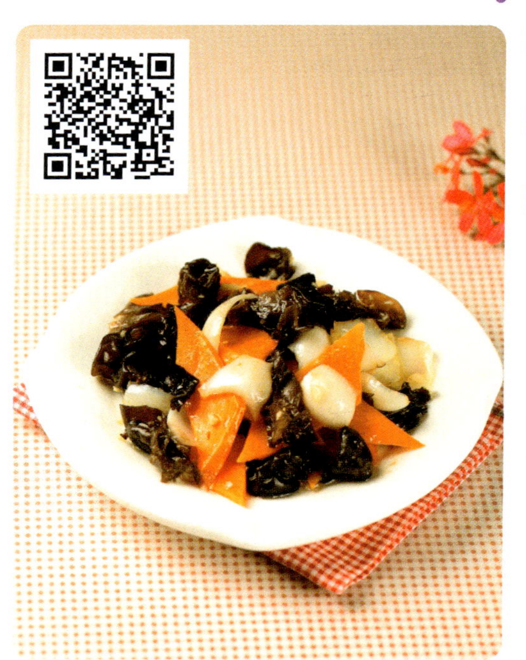

|材料| 水发木耳50克，鲜百合40克，胡萝卜70克，姜片、蒜末、葱段各少许

|调料| 盐3克，鸡粉2克，料酒3毫升，生抽4毫升，水淀粉、食用油各适量

|做法|

①胡萝卜切片，木耳撕小朵，分别汆水。

②用油起锅，放入姜片、蒜末、葱段，爆香。倒入百合，翻炒匀，淋入料酒。倒入焯煮好的食材，快速翻炒至全部食材熟透。转小火，加盐、鸡粉、生抽、水淀粉，翻炒至食材入味。

③关火后盛出炒好的食材，装在盘中即可食用。

猪肝炒木耳

▶补血补虚、清肝明目

|材料| 猪肝180克，水发木耳50克，姜片、蒜末、葱段各少许

|调料| 盐4克，鸡粉3克，料酒、生抽、水淀粉、食用油各适量

|做法|

①木耳撕小朵，汆水。猪肝切片，加盐、鸡粉、料酒抓匀，腌渍10分钟至入味。

②用油起锅，放入姜片、蒜末、葱段，爆香。倒入猪肝炒匀，淋入料酒炒香。放入木耳，炒匀。加盐、鸡粉、生抽、水淀粉炒匀勾芡。

③将炒好的材料盛出，装入盘中即成。

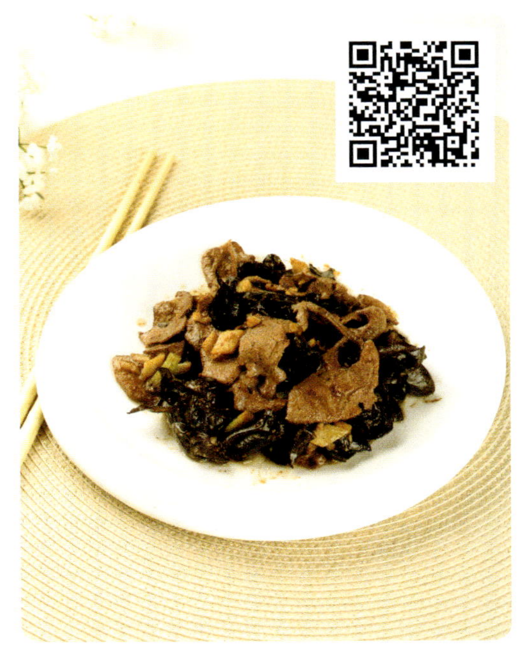

木耳炒腰花

▶润肠通便、补血和胃

|材料| 猪腰200克，木耳100克，红椒20克，姜片、蒜末、葱段各少许

|调料| 盐3克，鸡粉2克，料酒5毫升，生抽、蚝油、水淀粉、食用油各适量

|做法|

①红椒切块。木耳撕小朵。猪腰在内侧切上花刀，切片，放盐、鸡粉、料酒、水淀粉，拌匀，腌渍10分钟至入味。木耳和猪腰分别汆水。

②用油起锅，放入姜片、蒜末、葱段，爆香。放入红椒、猪腰、料酒、木耳，炒匀。加生抽、蚝油、盐、鸡粉，炒匀调味。倒入水淀粉，炒匀。

③将炒好的食材盛出，装入盘中即成。

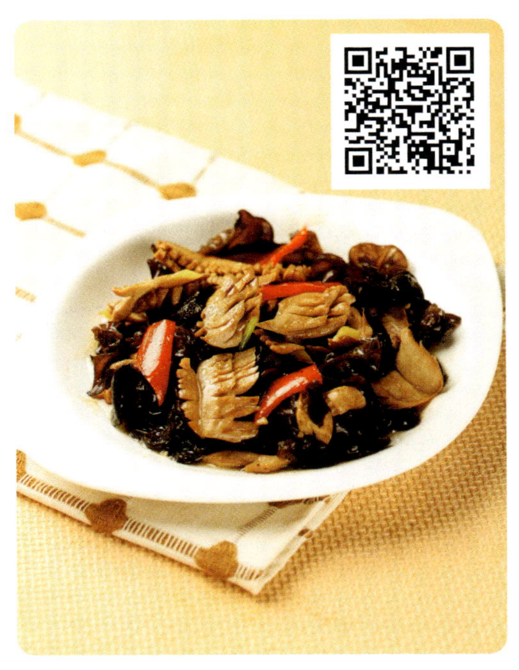

海带

【HAIDAI】

——清肠通便、软坚散结

调养原理

海带富含蛋白质、碘、钾、钙、钠、镁、铁、铜、硒、维生素A等物质，能清肠通便、软坚散结，是燥热便秘、肠癌患者的理想食品。

最佳组合

海带+绿豆 ▶ 活血化瘀、软坚消痰

海带+木耳 ▶ 排毒素、促进营养吸收

食用建议

①食用海带前，应当先将其洗净，再浸泡，然后将浸泡的水和海带一起下锅做汤食用。这样可避免溶于水中的甘露醇和维生素被丢弃，从而保存海带中的有效成分。

②孕妇、甲状腺功能亢进患者忌食海带。

③海带忌与白酒同食，否则会引起消化不良。海带忌与甘草同食，否则会产生有毒物质。

海带冬瓜烧排骨

▶清热解毒、利水消肿

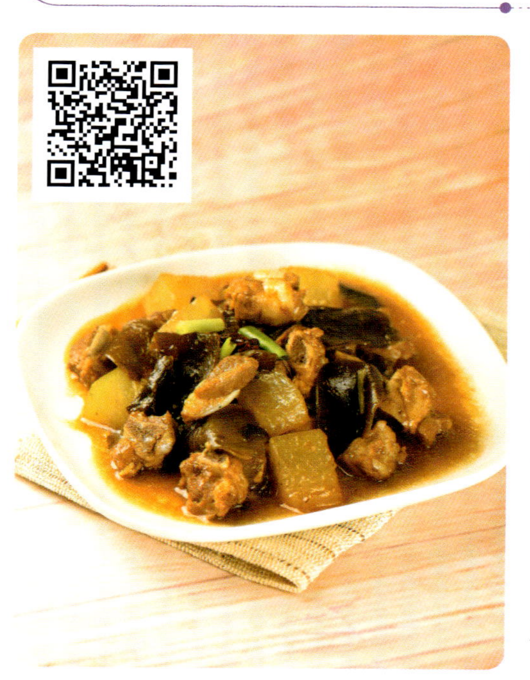

|材料| 海带80克，排骨400克，冬瓜180克，八角、花椒、姜片、蒜末、葱段各少许

|调料| 料酒8毫升，生抽4毫升，白糖3克，水淀粉、芝麻油、盐、食用油各适量

|做法|

① 洗净去皮的冬瓜切小块。海带切小块。排骨汆水。

② 用油起锅，放入八角、姜片、蒜末、葱段，爆香。倒入排骨，炒匀。放入花椒、料酒、生抽、清水，煮沸，用小火焖15分钟。倒入冬瓜、海带，用小火焖10分钟，至全部食材熟透。加盐、白糖，炒匀调味。转大火收汁，倒入水淀粉，淋入芝麻油，炒匀即成。

莲藕海带炖肉

▶补血养血、健脾开胃

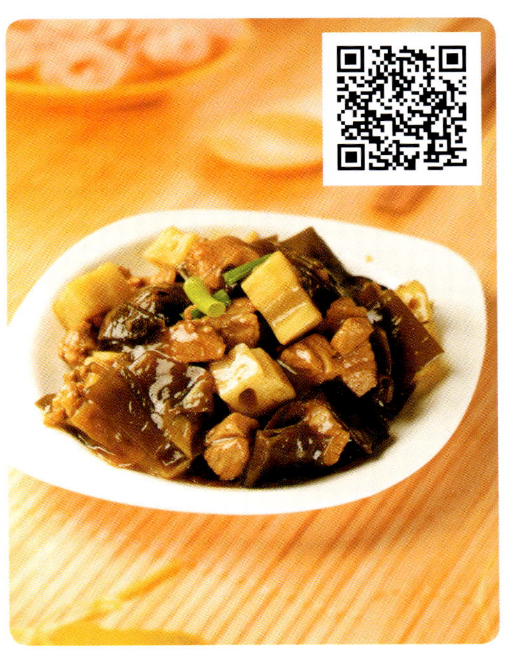

|材料| 莲藕200克，海带100克，猪腱肉200克，八角6克，姜片、葱段各少许

|调料| 白糖4克，水淀粉6毫升，生抽5毫升，老抽2毫升，料酒8毫升，食用油适量

|做法|

①莲藕切丁，海带切段，分别汆水。猪腱肉切丁。

②用油起锅，放入姜片、葱段、八角，爆香。倒入肉丁，翻炒至变色。加料酒、生抽、老抽、白糖，炒匀调味。倒入清水，煮沸。加入焯过水的食材，翻炒均匀，用小火焖20分钟，至熟透入味。大火收汁，倒入水淀粉炒匀。

③盛入盘中，放上葱段即成。

淡菜海带冬瓜汤

▶清肠通便、软坚散结

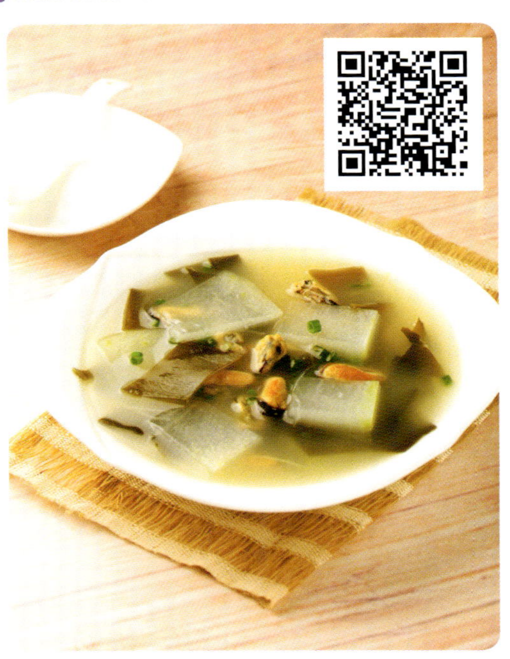

|材料| 冬瓜300克，海带200克，水发淡菜150克，姜丝、葱花各少许

|调料| 盐、鸡粉各2克，料酒4毫升

|做法|

①将洗净去皮的冬瓜切片。海带切小块。

②砂锅中注水烧开。倒入淡菜，撒上姜丝，淋入料酒，煮沸后用小火煮约20分钟，至淡菜变软。倒入冬瓜片、海带，搅拌匀，用小火续煮约20分钟，至食材熟透。加盐、鸡粉，搅匀调味。

③关火后盛出煮好的冬瓜汤，装入汤碗中，撒上葱花即成。

红薯

【HONGSHU】

——补虚益气、和胃润肠

调养原理

红薯含有膳食纤维、胡萝卜素和多种维生素，具有补虚乏、益气力、健脾胃、强肾阴以及和胃、润肠的功效，还能促进胃肠蠕动，预防便秘、结肠癌和直肠癌。

最佳组合

红薯+莲子 ▶ 通便美容

红薯+猪肉 ▶ 降低胆固醇

食用建议

①红薯不宜与土豆放在一起，二者犯忌。不是红薯硬心，就是土豆发芽。

②胃及十二指肠溃疡及胃酸过多的患者不宜食用红薯。

③红薯不宜与柿子同食，否则易造成胃溃疡。红薯不宜与鸡蛋同食，否则易造成腹痛。红薯不宜与西红柿同食，否则易得结石、腹泻。

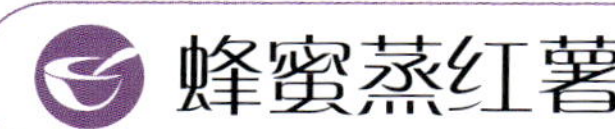

蜂蜜蒸红薯

▶润肠通便、滋阴润肺

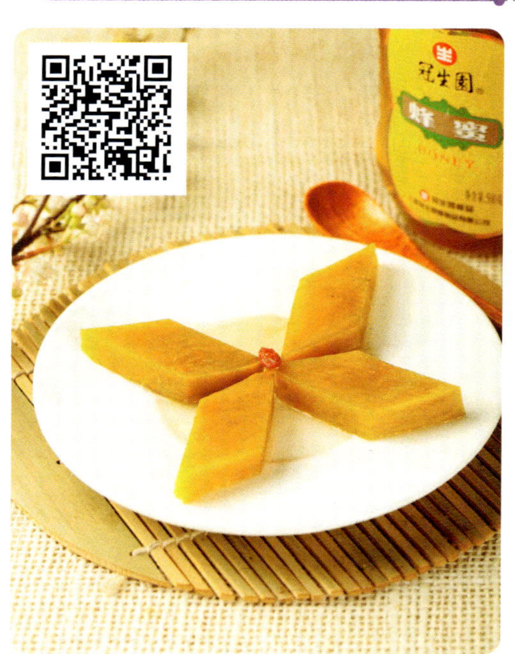

|材料| 红薯300克

|调料| 蜂蜜适量

|做法|

①洗净去皮的红薯切成菱形。

②把切好的红薯摆入蒸盘中，备用。蒸锅上火烧开，放入蒸盘，用中火蒸约15分钟至红薯熟透。

③揭盖，取出蒸盘。待稍微放凉后浇上蜂蜜即成。

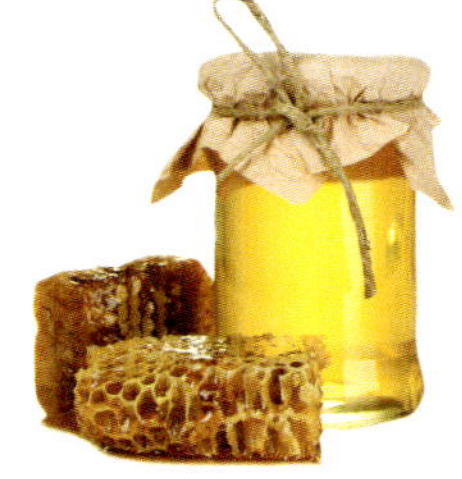

薏米红薯粥

▶利水渗湿、利肠通便

|材料| 水发薏米100克，红薯150克，水发大米180克

|调料| 冰糖25克

|做法|

①洗净去皮的红薯切成丁，备用。

②砂锅中注水烧开，倒入大米、红薯丁。放入洗好的薏米，搅拌均匀。盖上锅盖，烧开后用小火煮40分钟至粥浓稠，放入适量冰糖，拌匀，续煮至冰糖溶化。

③关火后盛出煮好的粥，装入碗中即成。

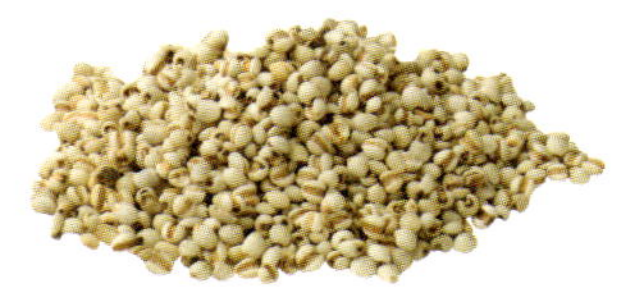

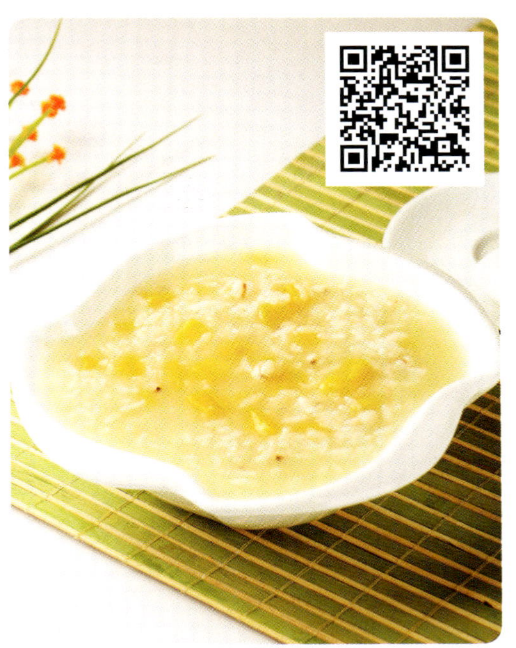

红薯莲子粥

▶防癌抗癌、凉血活血

|材料| 红薯80克，水发莲子70克，水发大米160克

|做法|

①将泡好的莲子去除莲子心。

②洗好去皮的红薯切片，再切条，改切成丁。

③砂锅中注水，用大火烧开，放入去心的莲子。

④倒入泡好的大米，烧开后用小火煮约30分钟，至食材熟软。

⑤放入红薯丁，搅拌匀，用小火煮15分钟，至食材熟烂。揭盖，将锅中食材搅拌均匀。

⑥将煮好的粥盛出，装入碗中即成。

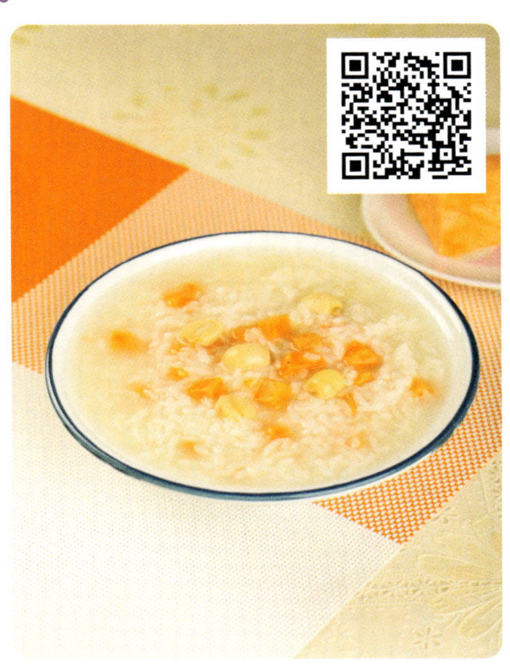

薏米

【YIMI】

——适合脾虚泄泻、肠痈化脓、肠癌的患者食用

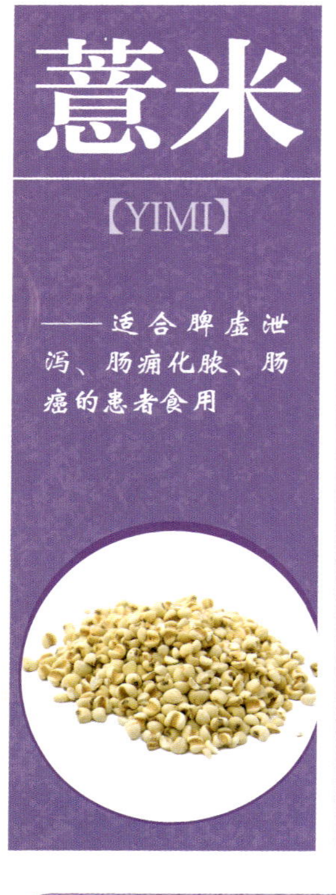

调养原理

薏米性凉，味甘、淡，入脾、肺、肾经，具有利水渗湿、抗癌解热、健脾止泻、除痹排脓等功效，适合脾虚泄泻、肠痈化脓、肠癌等患者食用。薏苡仁还是一味美容价值较高的药用食品，长期服用，可以使皮肤光滑细腻、白净有光泽。

最佳组合

薏米+银耳 ▶ 治疗脾胃虚弱、肺胃阴虚

薏米+香菇 ▶ 防癌抗癌

食用建议

①薏米烹煮前用清水浸泡半个小时，然后再小火慢煮。

②因为薏米有利水的功效，所以，泄泻、尿多者及怀孕早期的妇女不宜食用。

③薏米忌与杏仁同食，会引起呕吐、泄泻。

薏米白果粥

▶健脾益胃、补气益肾

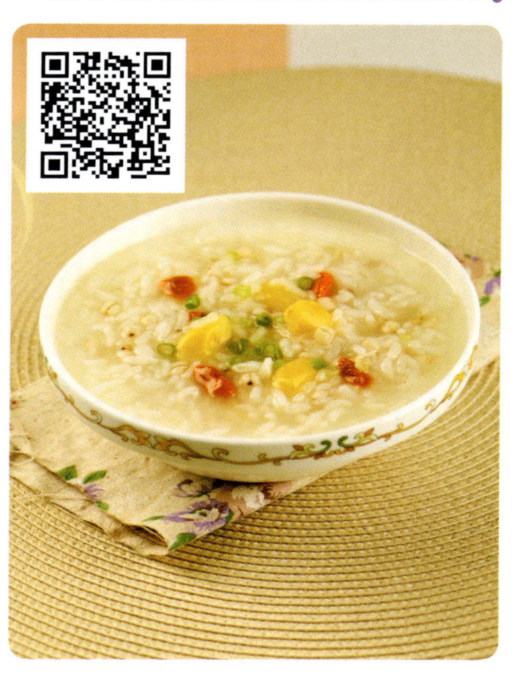

|材料| 水发薏米40克，水发大米130克，白果50克，枸杞3克，葱花少许

|调料| 盐2克

|做法|

①砂锅中倒入适量清水，用大火烧开，放入水发好的薏米、大米，用锅勺将锅中的食材搅散。

②倒入备好的白果，搅拌匀，用大火烧开后转小火煮30分钟，至米粒熟软。

③放入枸杞，搅拌均匀，加入盐，搅拌均匀至食材入味。

④关火，盛出煮好的粥，装入碗中，再放上葱花即成。

冬瓜薏米车前汤

▶利水消肿、健脾养胃

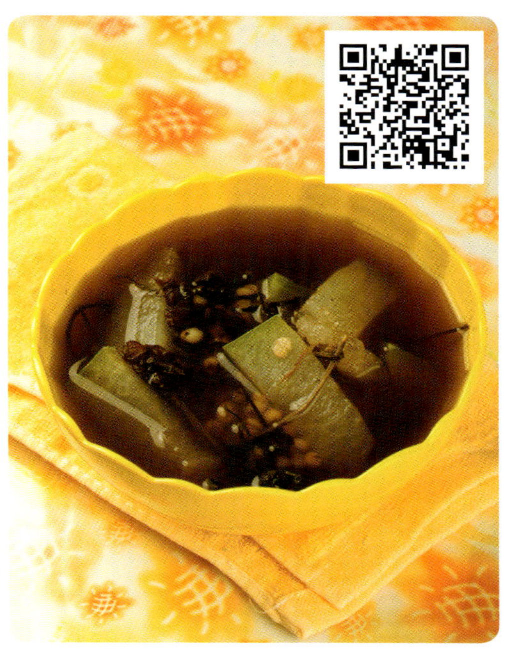

|材料| 冬瓜90克，水发薏米55克，车前草7克

|调料| 盐2克

|做法|

①冬瓜切小块。

②砂锅中注入适量清水。放入泡好的薏米。倒入洗好的车前草，搅匀，烧开后用小火煮20分钟，至薏米熟软。放入切好的冬瓜，用小火煮15分钟，至全部食材熟透。放入适量盐，用勺搅匀煮沸。

③把汤盛出，装入碗中即成。

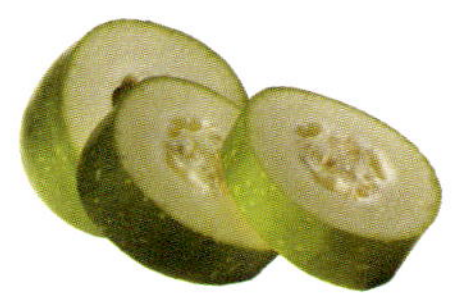

山楂薏米水

▶活血化瘀、利水渗湿

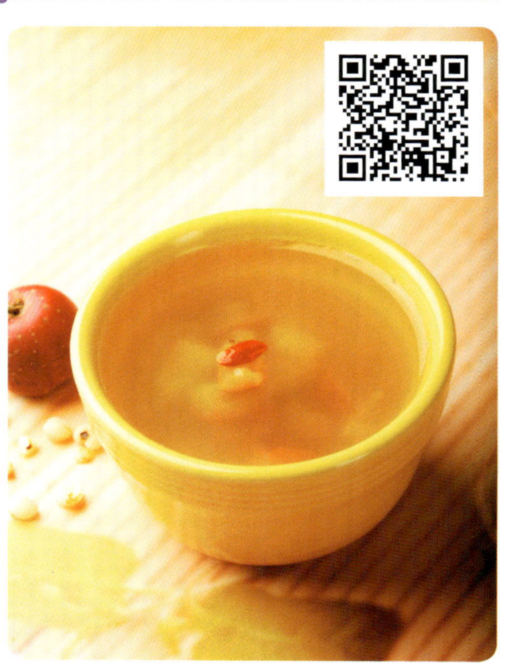

|材料| 新鲜山楂50克，水发薏米60克

|调料| 蜂蜜适量

|做法|

①洗好的山楂切小块，备用。

②砂锅中注水烧开，倒入洗好的薏米。加入切好的山楂，搅拌匀，用小火煮20分钟。揭开盖子，搅拌片刻。

③将煮好的薏米水滤入碗中，倒入蜂蜜即可饮用。

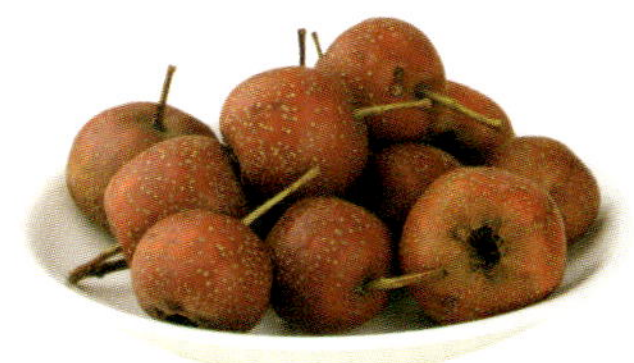

小米

【XIAOMI】

——健脾和胃、益气补虚

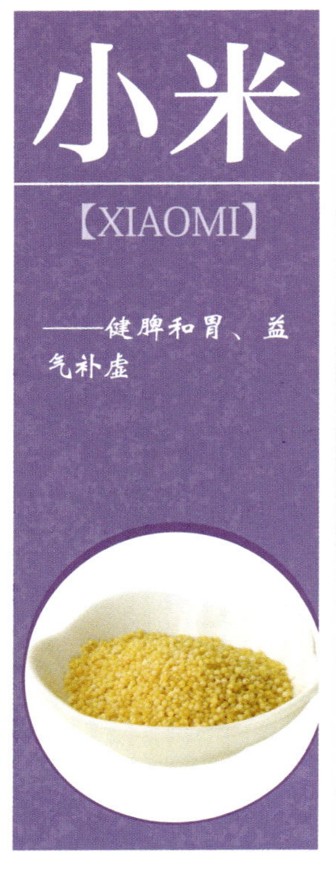

调养原理

小米含有多种营养成分，能健脾和胃，对体虚、脾胃虚寒、反胃呕吐、腹泻的患者有较好的食疗效果。李时珍写道：粟（小米）之味咸淡，气寒下渗，肾之谷也，肾病易食之。降胃火，故脾胃之病宜食之。

最佳组合

小米+黄豆 ▶ 健脾和胃、益气宽中

小米+洋葱 ▶ 生津止渴、降脂降糖

食用建议

①体质虚寒者可以在小米粥里加上一两片生姜，以纠正小米的凉性。

②小米尤其适合脾胃虚弱、反胃呕吐、体虚胃弱、食欲缺乏、失眠等患者食用。

③小米忌与杏仁同食，否则会使人呕吐、泄泻。

④小米煮粥食用最有利于营养的吸收。

榛子小米粥

▶补中益气、和胃健脾

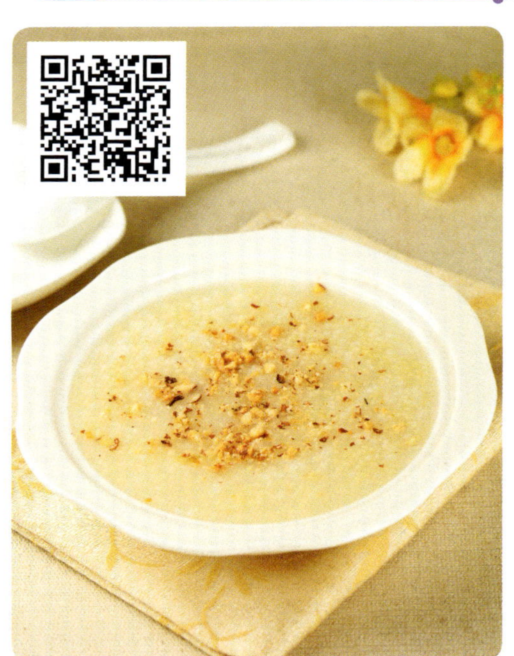

|材料| 榛子45克，水发小米100克，水发大米150克

|做法|

①将榛子磨成碎末。

②砂锅中注水烧开。倒入洗净的大米，放入洗好的小米，搅拌均匀，用小火煮40分钟，至米粒熟透。揭开锅盖，搅拌片刻。

③关火后盛出煮好的粥，装入碗中。放入备好的榛子碎末，待稍微放凉后即可食用。

枣泥小米粥

▶补血安神、健脾益胃

|材料| 小米85克，红枣20克

|做法|

①蒸锅上火烧沸，放入装有红枣的小盘子，用中火蒸约10分钟至红枣变软，取出蒸好的红枣，凉凉。

②将放凉的红枣切开，取出果核，再切碎，剁成细末；将红枣末倒入杵臼中，捣成红枣泥，盛出待用。

③汤锅中注水烧开，倒入洗净的小米，搅拌几下，使米粒散开，用小火煮约20分钟至米粒熟透。

④再加入红枣泥，搅拌匀，续煮片刻至沸腾即成。

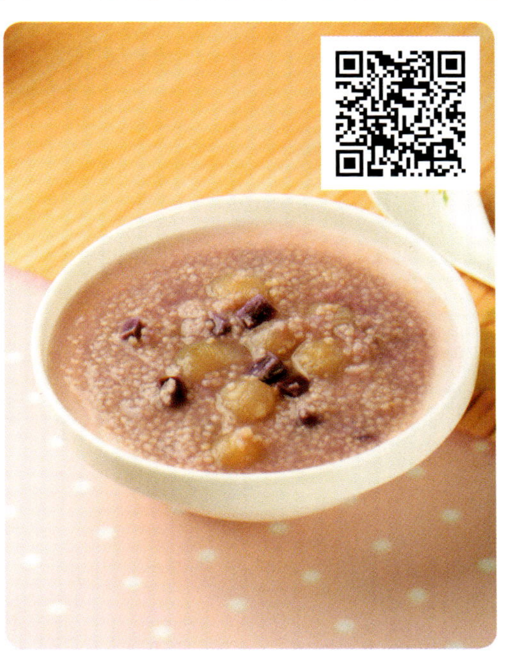

花生小米糊

▶补气健脾、开胃消食

|材料| 花生50克，小米85克

|调料| 食粉少许

|做法|

①锅中倒入适量水，加入食粉，倒入花生，烧开后煮至熟，捞出。

②花生放入清水中，去掉红衣备用。

③将花生放入杵臼，压碎，压烂，装入碟中。

④取搅拌机，把花生倒入杯中，磨成末，倒入盘中待用。

⑤汤锅中注入适量水烧开，倒入洗好的小米，转小火煮30分钟至小米熟烂。

⑥倒入花生末，拌匀，煮至沸腾；把煮好的米糊盛出，装入碗中即成。

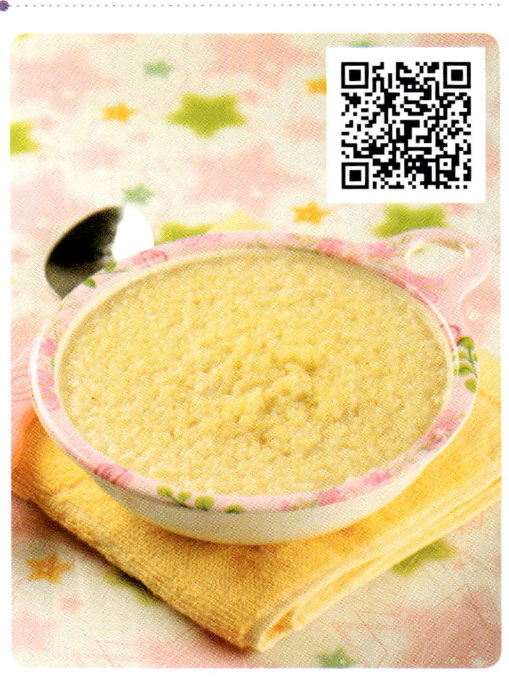

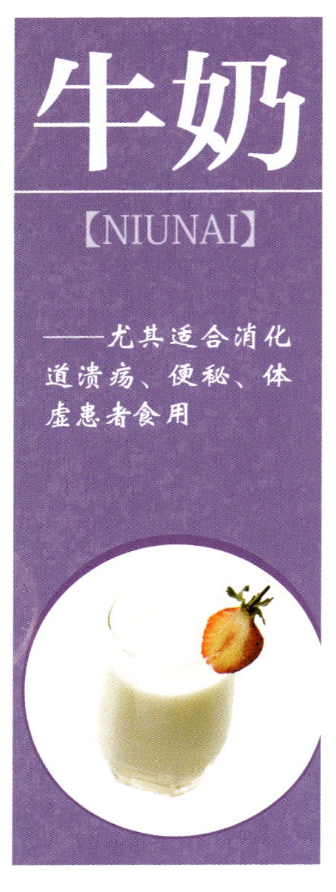

牛奶

【NIUNAI】

——尤其适合消化道溃疡、便秘、体虚患者食用

调养原理

牛奶含有丰富的蛋白质、脂肪、糖类、维生素A、乳糖、卵磷脂、胆固醇等，具有补肺健脾、生津润肠、美白养颜的功效，是消化道溃疡、便秘、体虚患者的滋补佳品。

最佳组合

牛奶+大米 ▶ 补虚损、润五脏

牛奶+苹果 ▶ 防癌抗癌、生津除热

食用建议

①袋装牛奶不要加热饮用，高温加热会破坏牛奶中的营养成分。

②牛奶忌与橘子、菠萝同食，否则易引起腹泻。

③胃切除、胆囊炎、肝硬化、肾衰竭、泌尿系统结石、缺铁性贫血者忌食牛奶。

菠菜牛奶碎米糊

▶益肺养胃、生津润肠

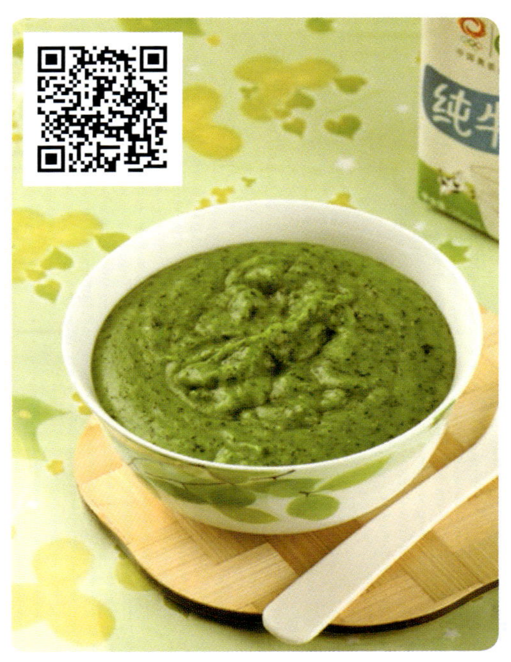

|材料| 菠菜80克，牛奶100毫升，大米65克

|调料| 盐少许

|做法|

①菠菜洗净，汆水，捞出，沥干水分。

②取榨汁机，选择搅拌刀座组合，将菠菜放入杯中，倒入适量清水，选择“搅拌”功能，榨出菠菜汁，倒入碗中。

③选干磨刀座组合，将大米放入杯中，选择“干磨”功能，将大米磨成米碎，盛入碗中。

④锅置火上，倒入菠菜汁煮沸；加入牛奶、米碎，拌匀，煮成浓稠的米糊，调入少许盐，搅拌入味。

⑤关火，将煮好的米糊盛出，装入碗中即成。

黑豆花生牛奶

▶健脾润肠、祛风除湿

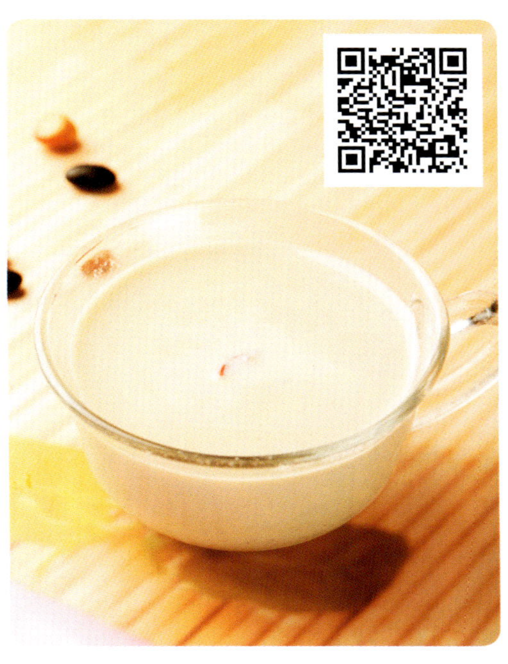

|材料| 水发黑豆、水发花生米各100克，牛奶150毫升，矿泉水适量

|调料| 白糖6克

|做法|

①取搅拌机，倒入洗净的黑豆、花生米，注入矿泉水，榨取生豆浆。

②砂锅上火烧热，倒入牛奶、生豆浆，搅拌匀。用大火煮约1分钟。待汁水沸腾，加入白糖，搅拌匀。续煮片刻，至糖分完全溶化，再掠去浮沫。

③关火后盛出煮好的黑豆花生牛奶，装入杯中即成。

苦瓜牛奶汁

▶清热解毒、健脾润肠

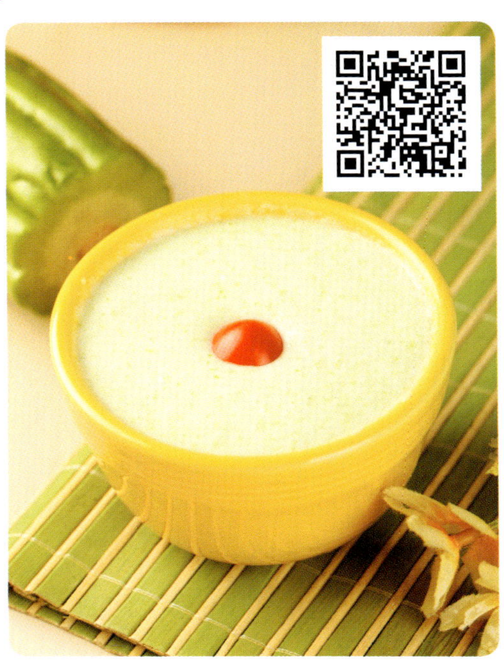

|材料| 苦瓜120克，牛奶200毫升，矿泉水少许

|做法|

①苦瓜汆水，切丁。

②取搅拌机，倒入苦瓜丁，注入矿泉水，榨出苦瓜汁。倒入备好的牛奶，搅拌一会儿，使牛奶与苦瓜汁混合均匀。

③断电后倒出苦瓜牛奶汁，装入碗中即可饮用。

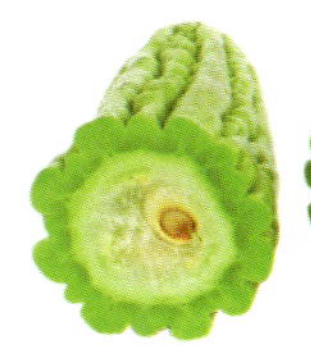
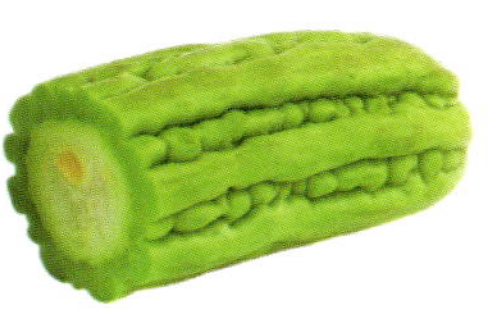

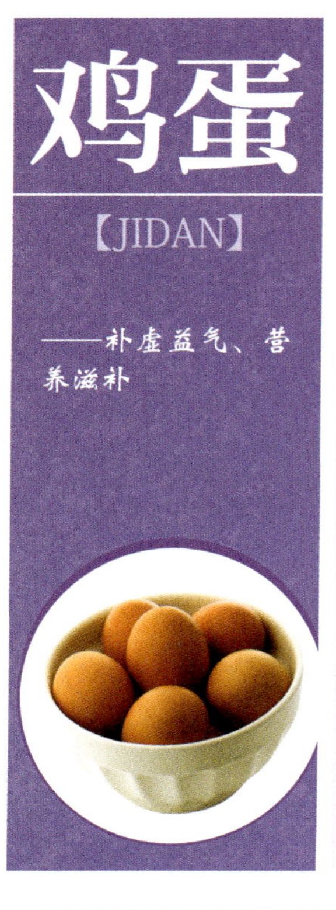

鸡蛋

【JIDAN】

——补虚益气、营养滋补

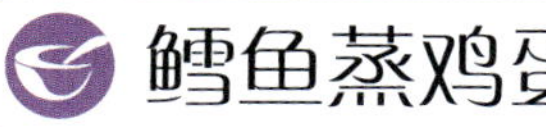

调养原理

鸡蛋具有补阴益血、除烦安神、补脾和胃的功效，适用于血虚所致的乳汁减少、眩晕、夜盲、病后体虚、营养不良、阴血不足、失眠烦躁、心悸、肺胃阴伤、失音咽痛，或呕逆等症的患者。

最佳组合

鸡蛋+玉米 ▸ 防止胆固醇过高

鸡蛋+红枣 ▸ 益气养血

食用建议

①炒鸡蛋时，将鸡蛋顺一个方向搅打，并加入少量水，可使鸡蛋更加鲜嫩。

②鸡蛋忌与茶同食，会造成肠胃消化不良。

③肝炎、高热、腹泻、胆石症、皮肤生疮化脓、肾炎等患者忌食鸡蛋。

鳕鱼蒸鸡蛋

▸促进消化、润肠健胃

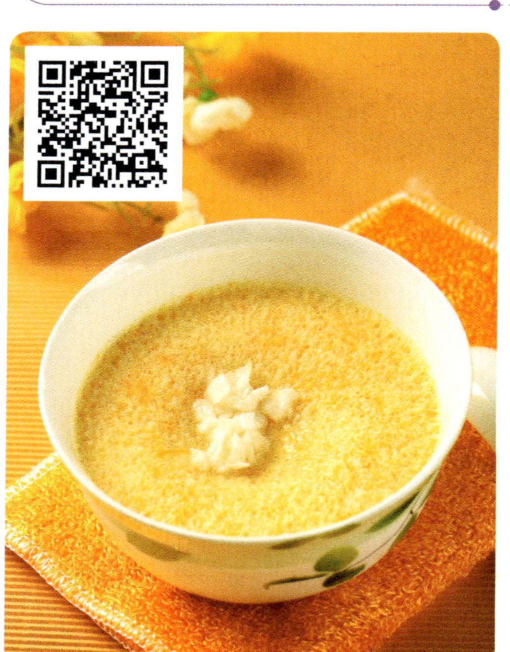

|材料| 鳕鱼100克，鸡蛋2个，南瓜150克

|调料| 盐1克

|做法|

①将洗净的南瓜切片。鸡蛋打入碗中，打散调匀。

②烧开蒸锅，放入南瓜、鳕鱼，用中火蒸15分钟至熟。分别剁成泥。

③在蛋液中加入南瓜、部分鳕鱼，放入少许盐，搅拌匀。将拌好的材料装入另一个碗中。放在烧开的蒸锅内，用小火蒸8分钟。

④取出，再放上剩余的鳕鱼肉即成。

煎生蚝鸡蛋饼

▶提高食欲、增强体质

|材料| 韭菜120克，鸡蛋110克，生蚝肉100克

|调料| 盐、鸡粉各2克，料酒5毫升，水淀粉、食用油各适量

|做法|

①洗净的韭菜切粒；鸡蛋打入碗中，搅匀；生蚝肉汆水，倒入鸡蛋，加盐、鸡粉、韭菜粒、水淀粉搅匀，制成蛋糊。

②用油起锅，倒入部分蛋糊。翻炒至断生后盛出。放入余下的蛋糊中，混合均匀，即成蛋饼生坯。锅底留油烧热，倒入蛋饼生坯，摊开、铺匀。用小火煎至两面熟透。

③关火后盛出煎好的鸡蛋饼，分成小块，摆在盘中即成。

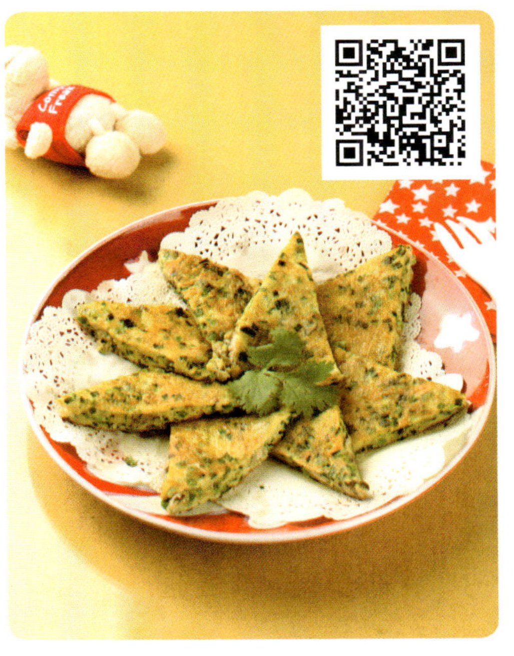

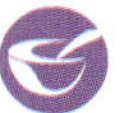

松仁鸡蛋炒茼蒿

▶宽中理气、消食开胃

|材料| 松仁30克，鸡蛋2个，茼蒿200克，枸杞12克，葱花少许

|调料| 盐2克，鸡粉2克，水淀粉4毫升，食用油适量

|做法|

①将鸡蛋打入碗中，加盐、鸡粉、葱花，打散调匀。茼蒿切碎，松仁入热油中炸透，鸡蛋炒熟。

②锅中注油烧热，倒入茼蒿，翻炒至熟软，加盐、鸡粉，炒匀调味。倒入鸡蛋、枸杞，炒匀，淋入水淀粉炒匀。

③关火后盛入盘中，撒上松仁即成。

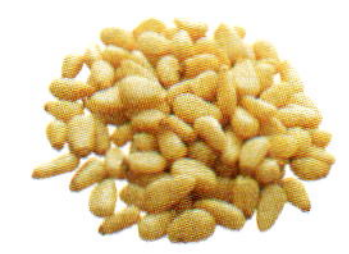

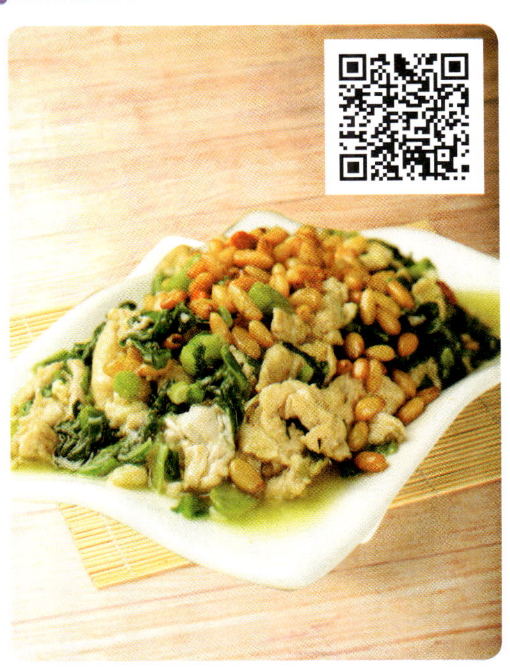

葫芦瓜炒鸡蛋

▶清热利尿、除烦止渴

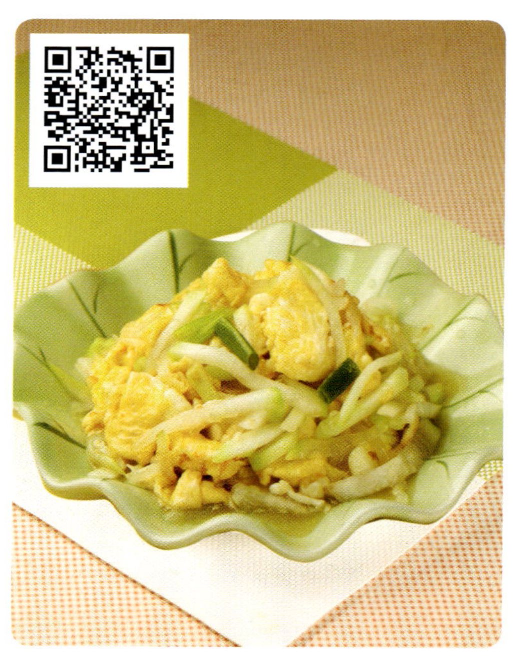

|材料| 葫芦瓜300克，鸡蛋2个，蒜末、葱段各少许

|调料| 盐3克，鸡粉4克，水淀粉4毫升，食用油适量

|做法|

①葫芦瓜切丝。鸡蛋加鸡粉、盐，打散、调匀，炒熟。

②锅底留油，放入蒜末、葱段，爆香。倒入葫芦瓜，翻炒片刻，淋入清水，炒至熟软，加入鸡蛋，炒匀。放盐、鸡粉，炒匀调味，倒入水淀粉翻炒均匀。

③盛出锅中的食材，装入盘中即成。

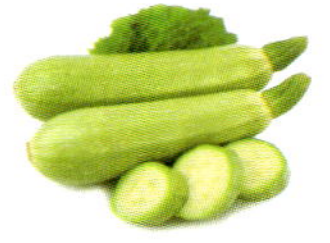

茭白炒鸡蛋

▶清热解毒、镇心安神

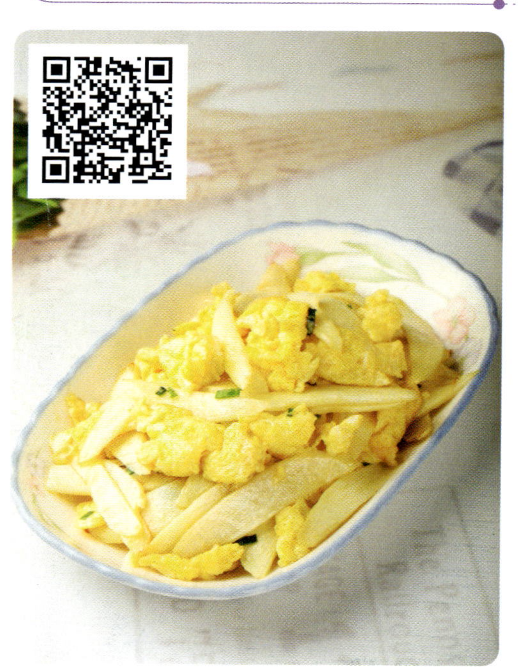

|材料| 茭白200克，鸡蛋3个，葱花少许

|调料| 盐、鸡粉各3克，水淀粉5毫升，食用油适量

|做法|

①去皮洗净的茭白切片；鸡蛋打入碗中，放少许盐、鸡粉，用筷子打散调匀。

②锅中注入适量水烧开，倒入茭白，煮至断生，捞出；用油起锅，倒入蛋液，炒熟盛出。

③锅留底油，倒入茭白，翻炒片刻；放入盐、鸡粉、鸡蛋、葱花，翻炒匀；淋入水淀粉，快速翻炒均匀即成。